養脾

女人不衰老的秘密

佟彤

序

中國人最需要養脾

如果十個人去看中醫，估計有五個人的診斷結果是「脾虛」，驟眼看還以為是被庸醫敷衍，其實這是事實！

中醫說的「脾」，不是橫在腹中那個可以切除的實體脾臟，而是涉及消化、呼吸、免疫、循環、運動等多個系統的功能總稱。如果打比喻，中醫之脾，就像是養育萬物的土地，一片貧瘠土地上的生命肯定缺乏生機，一個脾虛的人自然也是病弱的、早衰的。對中國這個崇尚「土生萬物」的民族來說，脾之於人，如土之於民，所以中醫才會賦予「脾」一個極高的「職稱」──「後天之本」。

脾虛之所以常見，和它的兩個致虛因素有關：一個是勞倦，一個是憂思。前者傷身，後者傷心，而這兩點又與中國人長久以來的生存環境與民族性有關。

中國人是心思細密的農耕民族，幾千年都依靠土地提供糧食，期間顛沛流離、民不聊生是常有的事，這種艱難的生存過程、身體上的勞損和精神上的煎熬其實都在傷脾。中醫之脾，於是就成了中國人身體的一個薄弱環節，而這也是中醫對其分外強調、分外呵護的理由之一。

創製了「補中益氣丸」的名醫李東垣，早在金元時期就寫出了中醫經典《脾胃論》，這本實用價值遠在《黃帝內經》之上的古籍，全書都在強調「脾氣一虛，百病叢生」。

中國文字對羸弱病態的形容、對生機不足的描述，其實都是脾虛之態，諸如「面黃肌瘦」、「手無縛雞之力」。

脾主肌肉，病色為黃，肌肉的無力和膚色的萎黃，都是脾虛之相。這種無力可以延展到各個器官，因此，疲勞、虛胖或瘦削、便秘或便溏，甚至包括心腦的供血不足、疾病的慢性遷延、女人面容的不緊緻以及平胸垂臀……

歸根究底都是脾在各個臟腑行使功能時的無力、不足所致，而最能昭示女人老之將至的「黃臉婆」，更是脾虛症狀的顯露。

因此，中國人最可以也最應該奉行的養生大法，就是補脾。

只是我們不知道，補脾的藥與法，是所有補藥、補法中最和緩、最能藥食同源、最可以長期服用、最能融入每日生活的。補脾這件事關體質、疾病、健康、衰老的保養之事，本來就該是中國人持之以恆的生存方式。

佟彤

目錄

第一章　女人怕早衰，養脾是必須

學會養脾秘技，遠離脾虛致老厄運

認清脾虛信號，養脾切勿遲疑！

想青春常駐，陽氣不可虛

第三章　心情調得好，青春健康都得到

「相由脾生」，何苦太抑壓？

癌症專找「抑鬱女」

第四章　進補治脾虛，做個不老的美女

治虛先補益，補脾是關鍵！

永保青春健康的秘密：補陽氣！

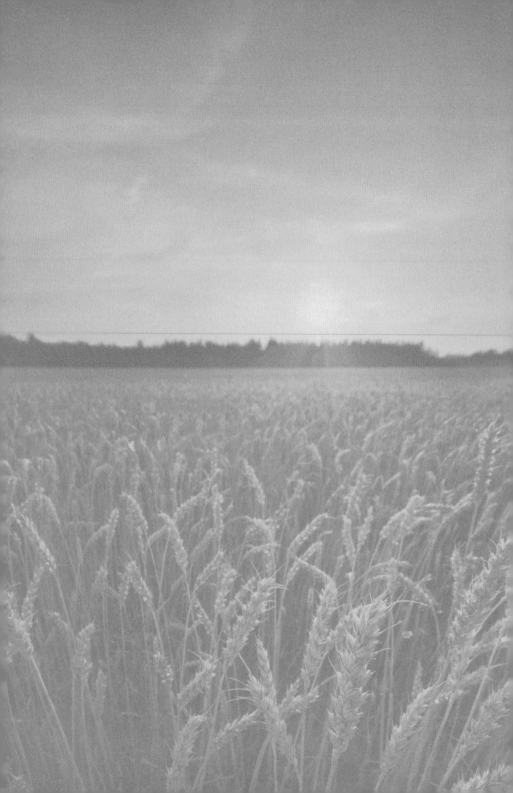

女人怕早衰，養脾是必須

三十五歲之後，多數女人都開始小肚長肉（俗稱「士啤呔」）、變「黃臉婆」、身材變得平乳垂臀。這些外表的變化，其實都是內在出現了健康問題的表現，而這「內在」指的就是脾氣虛了，女人變老就是從脾氣虛弱開始的。不只影響外貌，脾氣一虛，細菌、病毒就開始大肆增殖，癌細胞就得以積少成多，並選擇在你抵抗力最弱的時候命中身體。

學會養脾秘技，遠離脾虛致老厄運

脾氣主宰青春

女人最擔心的就是衰老，所以她們會花很多錢去美容、塑身，但效果往往短暫。過了三十五歲，大多數女性的肌肉會不同程度地失去彈性、皮膚失去光澤，這兩點直接導致女人變成「黃臉婆」，並開始變得垂臀平乳。

而這些外表的變化，其實都因為健康出了問題，而且問題出在脾氣上，即脾氣虛了。

這一點在《黃帝內經》中有論述:「五七陽明脈衰，面始焦，髮始墮。」這句話形容的是三十五歲女人的狀況：面容開始憔悴，頭髮開始脫落，種種衰老的跡象都是因為陽明脈開始虛弱、衰竭。「陽明脈」是甚麼？就是脾胃之經，而女人變老就是從脾氣虛弱開始的。

「脾氣虛」是中醫的概念。很多人一說到脾氣虛，就會想到消化不好，事實上，脾氣虛涉及的範圍遠不止消化方面的問題，世界衛生組織的健康指標，描述的其實也都是脾氣的狀態。

世界衛生組織判斷人健康、衰老與否的三大指標是——說得快、走得快、拉得快。這三個生活的細節體現概括了身體最重要器官的功能狀態。

先說「說得快」。一個語速很快的人，首先得頭腦清晰、思維靈敏，要保證這一點，大腦的供血一定要充足，一旦大腦的供血不足，人首先會頭暈，頭腦不清。而保證大腦供血的關鍵不僅在於血液是否充足，更重要的是血管裏的血是否能正常地升到大腦去。這種升血、泵血的功能就是中醫裏說的脾氣決定的，中醫的術語叫「升清降濁」，是脾氣的重要功能之一。

很多女性吃過飯後感覺睏倦難耐，坐在桌邊就能睡着，就是因為脾氣虛。吃飯之後，脾氣全用在消化食物上了，沒有餘力「升清降濁」，所以飯後的大腦處於渾噩的狀態中。

「走得快」反映的是肌肉的協調能力和力量，肌肉有力是健康的基本標誌。根據中醫的觀點，肌肉歸脾氣所管，所謂「脾主肌肉」，只有脾氣不虛，肌肉才能壯碩有力，人在行走運動的時候，才能協調、迅速，才能走得快。我們過去描述白面書生時，多用「手無縛雞之力」來形容，這種人的步態一般都是慢悠悠的，走快了就會上氣不接下氣，這也是因為他們脾氣虛，無力供養肌肉，也無力支配肌肉導致的。

還有一點是「拉得快」，就是大便痛快，這也是衡量人是否健康、是否衰老的關鍵指標。我們看看孩子，除非他們因為上火暫時大便乾燥，否則大便一般都拉得很快。孩子，或者說年輕人，解大便的時間很短，可以速戰速決，這種人一般都身體很壯實，至少不會脾氣虛。因為「脾主肌肉」，腸道的肌肉也歸脾氣所主，脾氣虛時，腸道就蠕動無力。大便「拉得快」，不僅保證了毒素的及時排除，而且還說明了脾氣的運化功能佳。

雖然世界衛生組織公布的健康指標是圍繞西醫理論而產生

的，但是卻反映了中醫脾氣的特點。可見，中醫所說的「脾氣」囊括了身體健康的關鍵環節和器官，一旦出現脾氣虛，衰老和疾病便接踵而來。

你脾虛嗎？

以下是一些脾氣虛的徵狀，測試一下自己有沒有這個問題吧！

說……

- □ 語速慢
- □ 思維不敏
- □ 經常頭暈
- □ 飯後怠倦

走……

- □ 走得慢
- □ 手無縛雞之力
- □ 快走氣喘

拉……

- □ 解便時間長
- □ 解便時感無力

強化器官功能，別當脾虛「淑女」

「氣」是中醫裏獨有的概念，通俗一點說就是功能。所謂「氣虛」，其實就是各個組織器官的功能不足，所以它的典型症狀就是體力不支、容易疲勞。

氣虛的人，骨骼、肌肉、神經一個組織都不少，但每個組織結構在發揮功能時都差一點，這樣構成的人體，功能自然不如那些每個環節都運作正常的人。功能不佳，人就氣虛了，而這種情況在女性中更常見，因為她們沒有男性般好動，體力活動較少，特別是在現在這個社會，隨着經濟發展、社會進步，出門乘車、上樓搭電梯，以及依賴機械的生活方式，取代了每日最基本的運動。運動少，功能就少了鍛煉的機會，這就導致肌肉乃至脾氣的廢退。現在的都市女人，多多少少都有古代淑女少動多靜的特點，因此脾氣虛成了現今的常見病。

既然是淑女，說話自然輕聲細語，這其實也是脾氣虛的典型表現，中醫稱之為「語聲低怯」、「氣息輕淺」。嚴重的時候，話說多了還會咳嗽。

我見過一個病人，因為慢性病纏身，一直處於脾氣虛的狀態，面色常年發黃。他只要話說多了就會咳嗽，咳嗽聲也不大，而且不是發自肺腑的那種，而是很輕淺，局限在咽喉部，不能自主地輕咳，要不就不能把氣息調整好。

有個名中醫，他在辨證病人是否氣虛時憑藉個人經驗：那些每句話的最後一個字都咬不清楚，或者愈說愈快的人，很可能是氣虛，這和說到最後就要咳嗽的原理一樣，是氣虛不足以支撐到把最後一個字咬清楚，所以才會下意識地加快語速。

當然，這種已經累及到說話的脾氣虛，一般都是重症。對普通人來說，脾氣虛體質者最常見的問題如下。

脾氣虛體質者最常見的問題	
臉部	· 面色偏黃
體格	· 容易疲勞 · 愛出汗 · 既怕冷又怕熱（冬天抵不住寒冷、易感冒，夏天容易中暑） · 常年處於低血壓狀態（夏天的時候甚至可能因此暈倒） · 總覺得昏昏欲睡（特別是在飯後睏得睜不開眼）* · 很多問題（比如心慌、頭痛）都容易在飯後出現或者加重 *
消化系統	· 胃口不好 · 稍微吃多一點、吃硬一點就不消化 · 常年大便不成形

* 脾氣愈虛，症狀愈嚴重。

凡此種種看似並不要命卻嚴重影響生活質素的症狀，都是因為脾氣虛。各症狀與脾虛的關係，接下來會逐點解說。

脾氣是體內的「監測小組」

既然中醫認為脾氣這麼重要，那到底脾氣指的是甚麼？

很多人誤以為就是單純的胃腸道消化、吸收，因為《黃帝內經 · 素問》的「靈蘭秘典論」中，將脾胃合稱為「倉廩之官」。所謂「倉廩」就是指裝糧食的地方，看似專指消化系統。事實上，早在《黃帝內經》的「刺法論」一篇中，先人就已經專門把脾胃分出來，明確指出脾是「諫議之官，知周出焉」。

所謂「諫議」，就是提意見、挑毛病的意思，相當於現在的「監測小組」，它們的工作是要找出弊端、隱患，避免出現更大的漏洞。這項功能在身體裏很重要，能幫助身體完成自我清潔。

我們每個人的身體都和細菌、病毒，甚至腫瘤細胞共生並存，比如最常見的感冒，引起它的病毒平時可能存在於我們的上呼吸道系統中，但是並不引發感冒，只有當人勞累了，感冒才會被觸發，這是因為身體的抵抗力下降之後，給了病毒乘虛而入、侵襲人體的機會。之所以並不是每個人都罹患感冒，更不是每個人都得癌症，就是因為身體裏的「監測小組」在努力工作，不斷地揪出隱藏在身體裏肇事的隱患，才換得一方平安。

脾氣一虛，就等於「監測小組」被拿掉了，或者說名存實亡了，細菌、病毒就開始大肆繁殖，癌細胞就得以積少成多，並選擇在抵抗力最弱的時候命中身體。

先養脾，後減肥

心的憂思、肝的氣鬱都可以導致脾氣減弱、免疫力下降。除此之外，還有一種情形可以傷脾，就是過度減肥或者短時間內暴瘦。

著名韓國演員裴勇俊就是一個典型的例子。

二○○九年，裴勇俊為了拍攝寫真集，一直拚命工作了近一年。

寫真集出版後，他出來召開記者會，大家都嚇了一跳，曾經很健壯的他暴瘦了十公斤！據說身高一米八的他當時只有六十公斤，連過去的衣服都撐不起來。很快噩耗傳來，裴勇俊因為消瘦而罹患敗血症。

敗血症就是細菌感染沒有得到很好的控制，而引發的一種全身性感染，嚴重的甚至危及生命。裴勇俊之所以得了敗血症，就是因為之前的暴瘦。

中醫講，脾主肌肉。脾氣虛的人，肌肉消瘦無力；反過來也一樣，如果在短時間內暴瘦，也會影響到脾氣。

不單是裴勇俊，我們肯定還聽說過很多女性在服用某種減肥藥之後，突然得了不治之症，比如血液病，甚至是癌症。於是，人們便把原因歸究為減肥藥的偽劣。但癌症是種慢性病，就算這個人吃的是偽劣的減肥藥，也很難在那麼短的時間內因為藥物而「無中生有」，促生癌腫。真正的原因其實是減肥傷了脾氣，「監測小組」失職了，早就潛伏在身體裏的感染因素——癌細胞便乘虛而入。

有人將八十歲以後去世的老人的屍體解剖，結果發現，雖然很多人並非死於癌症，但在他們體內卻可以找到癌腫的存在。之所以癌腫到最後都沒發作、沒能致命，就是因為這些人生前的免疫系統功能好，他們肯定沒有脾氣虛的症狀，他們的脾氣足以把那些癌腫監管好，沒有給它們發作的機會。

脾主肌肉，有脾氣虛問題的人會因而肌肉無力，要麼瘦削，要麼虛胖。而這，已經是現在辦公室族群，甚至是整個社會的典型特點了。

隨着經濟轉型，完全靠體力謀生的職業愈來愈少，用腦代替勞力已經是社會發展的趨勢。這裏說的用腦不單單指利用智力，還包括情商（EQ），加在一起足以使更多的人長期處於憂思、思慮的狀態。

憂思這種情緒跟心相關。在五行排序中，心是脾之「母」，火生土，心生脾，心總是憂慮就會被耗傷。同時，由母及子，

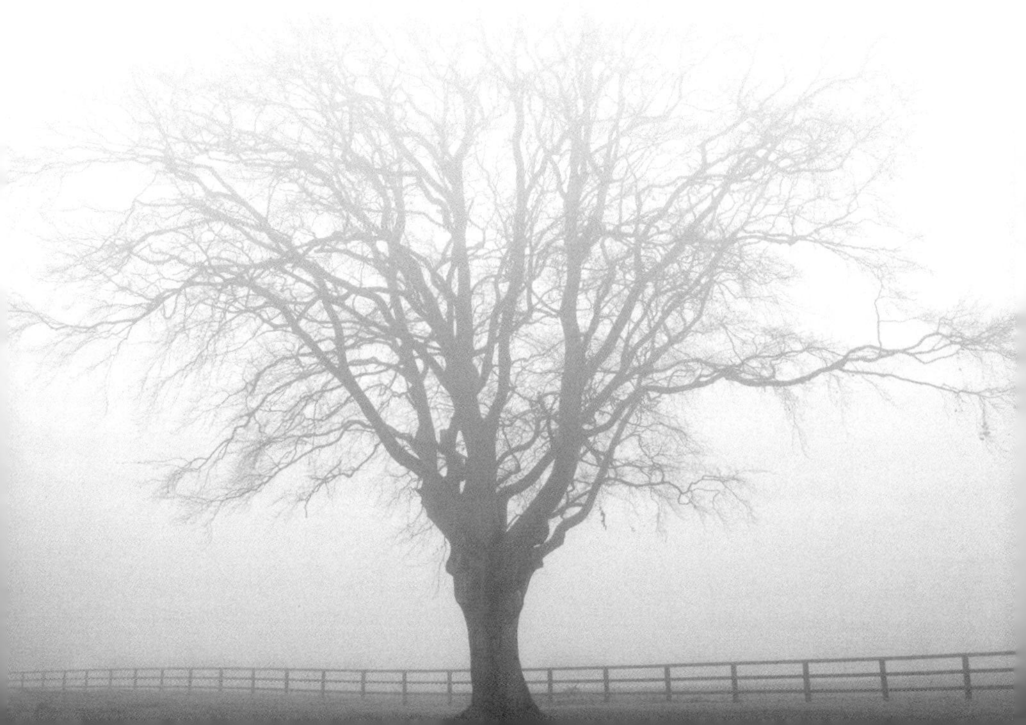

憂思就可以直接傷脾，這是知識分子、思慮人群的通病。為甚麼現在各種癌症的發生率在不斷增加？這和現代人們因為各種原因，包括身體及心理方面的因素導致的脾氣虛、身體「監測小組」失職有直接關係。

女人注定老得快？

人們對夫妻年齡的傳統認識，都是妻子比丈夫小，「姐弟戀」近年才開始流行。「女小男大」這個傳統其實是很符合醫理的，因為女性的生命周期確實比男性短，因此女性也會比男性早老幾年。這在《黃帝內經》中就已經有明示：

> 「女子七歲，腎氣盛，齒更髮長；二七而天癸至，任脈通，太沖脈盛，月事以時下，故有子；三七，腎氣平均，故真牙生而長極；四七，筋骨堅，髮長極，身體盛壯；五七，陽明脈衰，面始焦，髮始墮；六七，三陽脈衰於上，面皆焦，髮始白。」
>
> 《黃帝內經》

> 「丈夫八歲，腎氣實，髮長齒更；二八，腎氣盛，天癸至，精氣溢瀉，陰陽和，故能有子；三八，腎氣平均，筋骨勁強，故真牙生而髮極；四八，筋骨隆盛，肌肉滿壯；五八，腎氣衰，髮墮齒枯；六八，陽氣衰竭於上，面焦，髮鬢斑白。」
>
> 《黃帝內經》

可以看出，女性以「七」為一個基礎周期，男性以「八」為一個基礎周期。作為七的倍數，三十五歲是女性的一個大關，因為到了這個時候，陽明脈開始衰弱。陽明脈包括手陽明經和足陽明經，面部、胸部和腹部都是陽明脈經過的部位，這些地方的經脈氣虛、衰弱了，自然影響到面部和腹部的狀況，開始出現面容憔悴、面色發黃、頭髮脫落等症狀。比如，「黃臉婆」的問題就和陽明脈衰有直接關係，腹部脂肪的堆積也和陽明脈運行無力有關。以上種種，都發生在女人三十五歲和男人四十歲之後，因為女性的基礎周期比男性短一年。也因此，從生理規律方面來說，女性的衰老要早於男性。

減少思慮，脾氣就壯

李東垣是金元時期的名醫，他的《脾胃論》是中醫經典。在那個時期寫出《脾胃論》其實十分合情理，因為金元時期，社會動盪不堪、民不聊生。很多武俠小說，比如《射雕英雄傳》、《神鵰俠侶》，描繪的都是那時候的社會環境。在這種毫無安全感的生活環境中，人的體質會改變，最明顯的症狀就是脾氣虛。於是，李東垣看到很多需要補脾的虛弱之人，他們的身體是被戰爭環境拖垮的。除了飢飽無常，他們內心還有對未來生存的擔憂，從生理和心理上一起耗竭着脾氣，特別是後者，這和現代人的境遇非常類似。

李東垣在《脾胃論》中說，思勞、體力過度消耗、飲食不節是導致脾氣損傷的主要原因。其中，思勞應該排在首位，特別是對現代人來說，他們已經沒有太多機會因為體力透支而傷身了，飲食上的講究也不難做到。惟獨思勞，也就是過度勞心，被慾望所傷，是最難避免的，這也是現代人脾氣損傷的關鍵。

這一點，明代的名醫張景岳在《景岳全書》中就說過：「思本乎心，經曰：心怵惕思慮則傷神」，「然思生於心，脾必應之，故思之不已則勞傷在脾。經曰：思傷脾。」可見，現在人們之所以普遍脾氣虛，是因為心思太重。

脾氣在五臟中，和心、肝都有關係，火生土，木剋土。心是脾之母，而肝剋伐脾氣，所以脾氣的強健情況和心是否憂思、肝是否氣鬱有直接關係。憂慮傷心，心氣弱了，連累到作為「兒子」的脾；肝氣鬱結太過就要剋伐它所管束的脾。可見兩個與情緒有關的環節，都會對脾氣造成傷害。

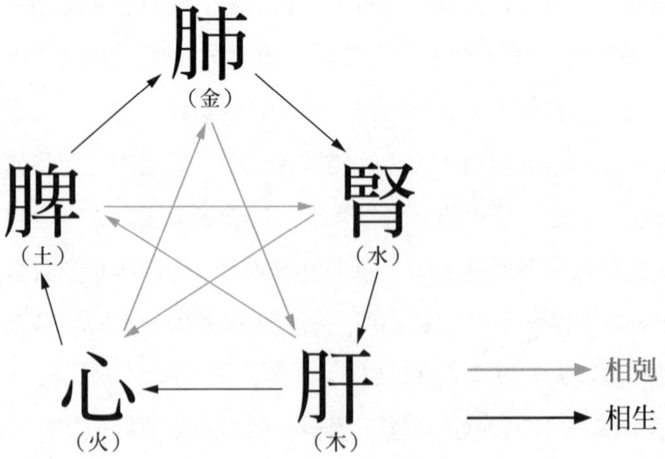

我們經常看到學生在考試前較容易感染疾病，離婚不久的女性和喪妻不久的男性，他們的免疫功能都顯著降低……這些現象在中醫裏分別屬於心之憂思和肝之鬱悶，都能誘導身體產生「應激反應」。

應激反應是一個錯綜複雜的全身性反應過程，它會抑制免疫功能，由此誘發疾病，甚至促進疾病的發展。很多人會在經歷一次大事件後大病一場，就是因為大事件傷害了他們的免疫系統。

養生小見聞

曾經有人給僧人們做過身體檢查，結果發現，他們的檢查項目有很多都不合格。畢竟僧人們風餐露宿、艱苦修行，營養狀態、衛生條件都遠不及俗人。但是，有史以來，史料記載的長壽者一直以僧人居多，他們為甚麼能憑藉這種「破敗之身」頤養天年呢？原因很簡單，因為他們放下了慾望，不再為憂思困擾，不再過度勞心，他們的脾氣就少了思勞之傷，這一點是俗人做不到的。

認清脾虛信號，養脾切勿遲疑！

脾氣足，減肥事半功倍！

雖然我們都聽過「過勞死」，但事實上，這種情況在生活中很少見。過勞更常引起的問題是「過勞肥」，就是愈累愈胖、愈忙愈肥，這是很多人的經驗。為甚麼會如此？就是因為過勞傷的首先是脾，脾氣虛了，代謝能力下降，能量過多地存留在體內，人就變肥胖了。這種胖子肯定是脂肪多、肌肉少的。

對此，李東垣在他的《脾胃論》中早就清楚地提到：「胃中元氣盛，則能食而不傷，過時而不飢。脾胃俱旺，則能食而肥；脾胃俱虛，則不能食而瘦。或少食而肥，雖肥而四肢不舉，蓋脾實而邪氣盛也。又有善食而瘦者，胃伏火邪於氣分，則能食，脾虛則肌肉削，即食亦也。叔和云：多食亦肌虛，此之謂也。」

這段文字裏包含了以下幾種狀態和體形。

能吃且胖型

原因	·飲食過量
症狀	·胃口特別好 ·胖得比較結實 ·常見於正處於發育期的年輕人
調養方法	·控制食慾 ·加強運動

能吃卻瘦型

原因	・胃火盛
症狀	・總是肚餓 ・容易口渴 ・怎麼吃都不胖
調養方法	・補脾

少食而肥型

原因	・脾氣虛
症狀	・肌肉無力 ・肌肉少、脂肪多
調養方法	・長期服用「補中益氣丸」或「參苓白朮丸」

首先是「能吃且胖型」。這種胖很明顯是吃出來的，是胖而不是肥，而且常見於年紀輕、正處於發育期、胃口特別好的人。他們的胖比較結實，主因就是飲食過量。這應該不能算病，只需要控制食慾、加強運動就可以了。而其餘兩種情況則顯然都是病態。

先說「能吃卻瘦型」。很多人怎麼吃都不胖，通俗地講，就是吸收功能不好，「酒肉穿腸過」了，這就是脾氣虛的問題。

我見過一個很有氣質的女孩子，食量很大，而且特別喜歡吃肉，牛排一次能吃兩客，但是到了晚上肯定一次腹瀉光，所以她怎樣吃也不會有長胖的風險。她身邊的女孩子都羨慕她這個「優點」。

其實，這種「優點」早晚會變成缺點，因為脾氣虛不可能僅僅導致身體不吸收，肯定還有不能代謝或者代謝能力減弱的問題，只不過這個女孩年紀輕，代謝問題因為年輕、生命力旺盛而暫時不明顯。到四十歲以後，整體的代謝能力下降，脾氣虛導致的代謝問題就會加重，那個時候的她，很可能會變成一個大胖子。即便到了那時，她仍舊還會有腹瀉的問題。

還有一種與這個可以大吃牛排但仍舊很瘦的女孩子不同的「能吃卻瘦型」，類似於糖尿病、甲狀腺功能亢進症（簡稱「甲

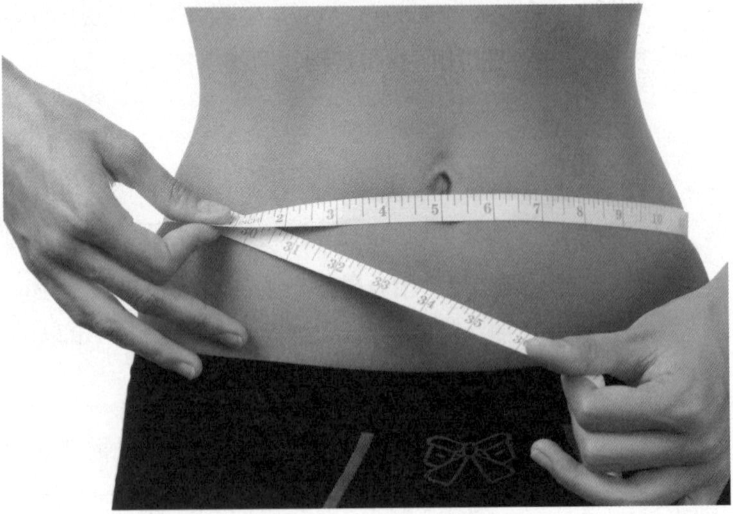

亢」），是虛性亢奮的結果，對此，中醫歸結為「胃火盛」。這種人不僅總是餓，還很容易渴，他們的瘦比起大吃牛排的女孩子來說，明顯呈現出病態，人會顯得很憔悴，皮膚也缺少水分，需要馬上治療。

至於李東垣說的「少食而肥型」，就是我們說的「喝水都長肉」的那種人。這是典型的脾氣虛，也很可能是那個吃牛排而不胖的女孩子的未來。這種人除了少食而肥，還有一個特點就是肌肉無力。所謂「肥而四肢不舉」，就是雖然胖，但不是肌肉多，而是脂肪多，所以運動起來仍舊無力，他們的脾虛和肥胖都是過勞所致。

這種過勞主要是因為心力交瘁、思慮過勞。如前所述，心被消耗太過，自然無力生土，脾氣隨之虛弱。脾氣虛、代謝能力弱，脂肪之類應該消耗出去的「廢物」就要停在身體裏，李東垣稱其為「邪氣盛」。這種停留在人體內的「廢物」，中醫叫「痰濕」，所以吃得少但也胖的人，一般體內都有痰濕，需要通過補脾祛除痰濕的辦法來減肥。

這種脾氣虛導致的「過勞肥」，是當今最常見的。在忙碌的情況下，一般人無暇管住自己的嘴，抓到甚麼吃甚麼，填飽肚子便算，自然不能斟酌飲食的熱量，也顧不上節制，這就加重了肥胖的程度。有的人雖然不胖，但檢查身體時卻發現得了脂肪肝，大家開玩笑說他僅有的脂肪都長在肝上。這種情況在經常熬夜、值夜班的人身上更常見，即便他們沒有吃宵夜的習慣，即便吃的宵夜的熱量很低，但仍舊難免會發胖或者得脂肪肝。按照中醫「子午流注」的理論，是因為他們在肝經值守的「丑時」，也就是凌晨一點到三點，沒有讓肝臟休息，導致這種代謝紊亂。事實上，更重要的是這種違背正常作息的生活方式，對脾氣造成消耗。

「過勞肥」的人，減肥總是不成功，因為「脾氣虛」這個問題根本不可能通過單純的節食、腹瀉來改善，節食和腹瀉甚至還會加重脾氣虛的症狀，所以他們的減肥總是剛開始有效，很快效果就不明顯，或者體重很容易又反彈回來。畢竟我們要消除脾氣虛這一導致過勞肥的根本原因，不是一朝一夕的事。

只要你弄清了肥胖是不是因為脾氣虛引起，你在減肥的時候，還是可以求助於很多藥物的。這些藥物的說明書上都沒有標明「減肥」這個功效，但是它們能從根本上改善脾氣虛的症狀，減肥就成了這些經典方劑的意外收穫。

比如李東垣創製的「補中益氣丸」，是一種可以長期吃的補脾藥，減肥效果隨着脾氣的強健而實現，表面上是在減肥，實際上是在修補過勞給身體造成的影響。所以用「補中益氣丸」來減肥的話，肯定不是速效，但一旦起效，就不用擔心反彈問題。

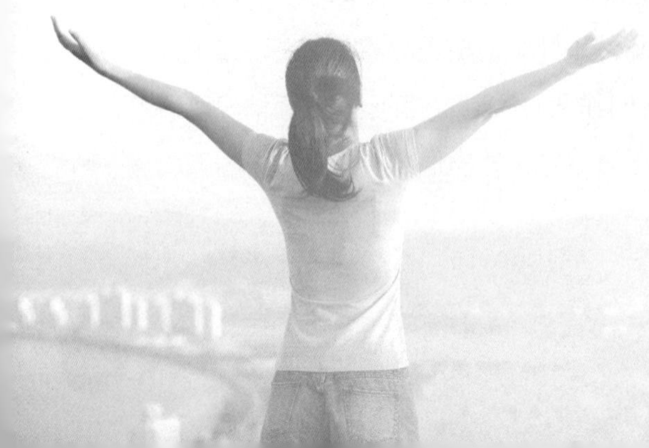

補中益氣丸

功能主治	·補中益氣
適用症狀	·脾胃虛弱、中氣下陷所致的體倦乏力、食少腹脹、便溏久瀉、肛門下墜
主要成分	·黃芪（炙）、甘草（炙）、白朮、人參、當歸、升麻、柴胡、陳皮

還有就是「參苓白朮丸」，它是宋代就有記載的一張名方，作用比「補中益氣丸」要和緩，更適合脾氣虛，尤其是因為脾氣虛而渾身有些浮腫、虛胖的人，可以長期服用。

參苓白朮丸

功能主治	·補脾
適用症狀	·長年腹瀉、大便不成形；因脾氣虛而渾身浮腫、虛胖
主要成分	·人參、白朮、山藥、薏苡仁、蓮子、扁豆、砂仁、桔梗、茯苓、乾草（炙）

另外，適合脾虛的人用來減肥，同時還可以使面容、身材變得緊緻的方子，當屬漢代張仲景始創於《傷寒論》中的「五苓散」了。

五苓散

功能主治	·化氣利水，健脾祛濕
適用症狀	·膀胱化氣不利、水濕內聚引起的小便不利、水腫腹脹、嘔逆洩瀉、渴不思飲
主要成分	·澤瀉、豬苓、茯苓、白朮、桂枝

藥材小解說	
豬苓	為多孔菌科真菌豬苓的菌核，味甘、淡，性平，歸腎、膀胱經，有利水滲濕等功效。
澤瀉	為澤瀉科草本植物澤瀉的乾燥塊莖，味甘、淡，性寒，歸腎、膀胱經。有利水滲濕、洩熱降脂等功效。
桂枝	為樟科植物肉桂的嫩枝，味辛、甘，性溫，歸膀胱、心、肺經，有散寒解表、溫通經脈、通陽化氣等功效。

「士啤呔」是如何煉成的？

女人的衰老肯定和發胖有關係，一般人從三十五歲開始發胖，有的甚至更早就開始了，而且是先從肚子開始胖起，一個圍在腰間的「士啤呔」會逐漸形成。如果不加以控制，到了五十歲，這個「呔」就變成一個「大肚腩」，這樣的體態使她們看上去明顯比同齡人老。

為甚麼胖是先從肚子開始的呢？如果用西醫的觀點來解釋，是因為腹部的組織最疏鬆，脂肪最容易在這裏囤積。不過，用中醫的解釋更加合理：因為脾主肌肉，只要脾氣一虛，它所主的肌肉就會變得不緊緻，腹部的肌肉不像腿部、胳膊上的肌肉般每天都會用到，而每天做腹肌鍛煉的人很少，腹部因此是鍛煉得最少的部位，所以一旦脾氣虛了，人體最先鬆弛的就是腹部。

中醫講，「人過四十，陽氣過半」，意思是人過了四十歲，陽氣就要衰減一半。陽氣本身就是火力，就是功能，這就像一輛開了三十萬公里的汽車，功能肯定不如剛買的時候，火力肯定也會遞減。這是個趨勢，而且這個趨勢不是到了四十歲才突然出現，只是到了四十歲前後，症狀最明顯，這個時候也是肚子上的「士啤呔」開始出現的時候。

有人說這是因為生完孩子後，肌肉鬆弛導致的，的確有這方面的原因。首先，生孩子雖然是人體的自然過程，但也是母體的一次元氣損傷。女性生育完之後，脾氣確實會有所損減，如果沒及時調養好，本身可以束縛住腹腔內的臟腑、器官的肌肉就會變得無力，「士啤呔」就更容易出現。

但並不是每個處於該年齡階層的女性都會長「士啤呔」，比如體質很強壯，或者原本就是運動員，生了孩子之後沒停止鍛煉的人，她們的肌肉力量強，而肌肉力量強的人，首先肯定不脾虛，肯定不會動不動就覺得疲勞，肯定沒有夏天怕熱、冬天怕冷的問題，也不會動不動就消化不良。所以，如果你想減掉小肚子、去掉「士啤呔」，不能單純地節食減肥，也不能單純地鍛煉肌肉，而是要兼顧到健脾、補脾。

足三里這個穴位可能大家都知道，它是一個可以幫助你把吃進去的食物轉為營養物質、不至於以脂肪的形式停留在體內的穴位，是健脾的要穴。對於因為脾氣虛而發胖的人，這個穴位要經常按摩。同時，如果你確實吃得很多，食慾總是很旺盛的話，還有一個「止餓穴」，即內庭穴，就在第二及第三個腳指頭的縫上，捏的時候可以上下一起捏，按摩三五分鐘。如果你只是單純地老想吃，胃口特別旺的話，這個穴位可以幫你控制食慾。

脾虛的人不僅胖，而且大便不是乾、就是稀，別看肚子上的肉厚，但一點也不能禦寒，稍微着涼可能就腹瀉，這就是典型的脾氣虛。對他們來說，揉腹也是一種健脾辦法，既能治療便秘，又能治療腹瀉。脾虛的人每天晚上都可以按順時針方向揉肚子二十分鐘。

除此之外，你還可以敲打帶脈，帶脈就在腰帶所在的位置。人體的各條經絡都是縱向的，惟獨帶脈是橫向的，它的作用就是「約束諸脈」，當然也能約束脾經，對健脾有益，所以，敲擊帶脈等於是在鼓舞脾氣。這種方法能通便，持之以恆的話，還可以幫助減肥。

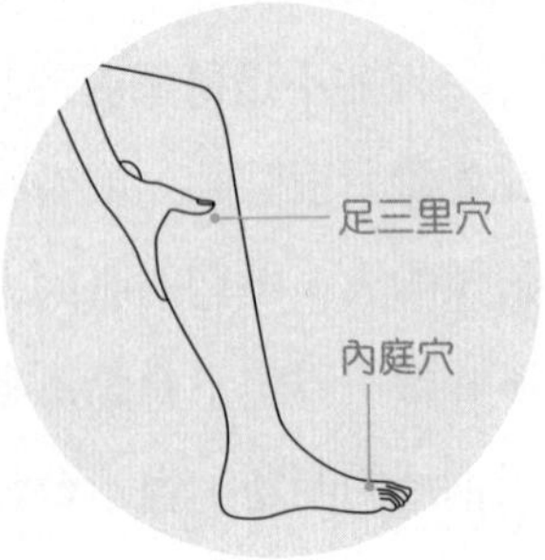

脾氣養得好，臉黃消失！

中醫給五臟賦予不同的「職稱」，其中腎為「先天之本」，脾為「後天之本」，這兩個臟腑是我們健康與否的決定性因素。

「先天之本」中有與生俱來的、不能改變的基因問題，比如有的人一輩子都在抽煙，但活到八十多歲，也不會得肺癌；有的人雖然不抽煙，也特別注重健康，卻不到五十歲就發現得肺癌。從某種意義上來說，這些都是命定的。而中醫說的脾氣強弱，卻是我們自己可以左右的，而且脾氣這個「後天之本」也恰恰是中國人最容易出問題的薄弱環節，可以說，健康是「成也脾氣，敗也脾氣」。

先說「成也脾氣」。

我們常說一個人只要能吃、胃口好，就說明他脾氣不虛。這種情況下，即便得了重病，即便上了年紀，他的壽命也有保證。

舉個例子，兩個人雖然患同樣的疾病，但一個能自己吃飯，一個靠輸液、打點滴，他們的結局會有天壤之別。能吃飯的，身體肯定恢復得好；靠輸液的，即便營養補充得很及時、很全面，但也難逃病情惡化的命運。為甚麼？胃口好不是單純地保證了營養的攝入，更重要的是，胃口好是脾氣不虛的一個標誌！至少說明這個人有不錯的抵抗力、不錯的臟腑功能。如果失去了這些，即便你營養補充得再充分，身體也沒有能力吸收營養，所以最終會不治。因為中醫裏的脾氣指的不只是簡單的消化系統，還包括免疫系統、造血系統等，是多系統的一個功能組合，脾氣強健，就意味着這些系統都在正常地行使功能，健康自然有保證。

再說「敗也脾氣」。

中國人評價一個女人年老色衰時，喜歡用「黃臉婆」做比喻，而女人衰老的典型表現也是從面色變得萎黃、沒有光澤開始。那為甚麼會是「黃臉婆」而不是「白臉婆」呢？這還是和脾氣有關。

中醫的五行學說將五臟分別對應不同的顏色：脾為黃，腎為黑，心為紅，肺為白，肝為青。在面色上，我們最常見的病色是黃色和黑色，但從健康向疾病演變的過程中，黃色是個「分水嶺」，黑色往往已經不治。

從現代醫學角度說，細胞的氧化就是人變老的主因。當人體的任何一個組織器官被過度使用，就會加快細胞的氧化，那裏的黏膜、組織的顏色也會隨之變深，病變便由此而生。其實

健康小知識

有報道說，經常吃瀉藥，比如大黃、決明子之類的人，其大腸黏膜會變成黑色，這在醫學上被稱為「黑腸病」，很多人看到這些照片後再也不敢吃瀉藥了。事實上，任何一個器官，只要長期、過度地使用，顏色都會加深，腸黏膜變黑就是因為過度排便導致的。皮膚也會被「過度使用」，每天風吹日曬、總是在戶外勞作的人，皮膚肯定比經常待在辦公室的人黯淡、粗糙，這就是過度使用的結果。

病變就是細胞氧化產物堆積的結果。

和白裏透紅的健康膚色相比，黃色的面色就是變深了之後的膚色，也就是細胞被氧化的結果，所以中國人形容病態時有很多類似的成語──「面色蠟黃」、「面如土色」、「面黃肌瘦」，其中都包含「黃」。這種比白色深、比黑色淺的顏色，其實是在提示身體已經處於消耗狀態，如果再過度使用就要變成疾病了。

所以，「黃臉婆」的稱謂不僅是一種審美警示，更是一種健康提醒，它在提示你，你已經開始脾氣虛了，如果不加以控制，說不定會發展到「黑臉婆」，甚至是腎氣虛等更嚴重的程度。

如果已經出現了「黃臉婆」傾向，可以長期服用的藥物有兩種，一是「補中益氣丸」，一是「人參健脾丸」，中藥店裏都可以買到。

「補中益氣丸」能直接補脾氣，適合所有「手無縛雞之力」

人參健脾丸

功能主治	．解肝鬱、補脾氣
適用症狀	．因脾氣虛帶來的血虛
主要成分	．人參、白朮（麩炒）、當歸、山藥、蓮子、白扁豆、草豆蔻、陳皮、青皮、六神曲、穀芽、山楂、芡實、薏苡仁、甘草、木香、枳殼

的瘦弱者，這些人往往很容易疲勞、感冒，生病後容易轉成慢性，比如女性長期被慢性盆腔炎、附件炎、泌尿系統感染等折磨時，「補中益氣丸」就可以長期用。

「人參健脾丸」則是針對因為脾氣虛而帶來的血虛，因為血虛而導致的失眠、乏力等，這些症狀在用腦過度的人身上更常見，所以我一直說它是「腦力勞動者的常用藥」。

慢性病纏身？養脾就對了

如果把脾氣比喻為人體的「監測小組」，我們身體裏的白血球就是「戰士」。氣虛的時候，就相當於戰士「減員」、「繳械」，戰鬥力不強，細菌、病毒等敵人就會持久地流竄在身體裏，使疾病由急性轉為慢性。這是氣虛的女性最常見的問題，不像健壯的年輕男性，起病很急、很重，但是說好了就徹底好了。氣虛的女性最常見的問題是慢性盆腔炎、慢性泌尿系統感染，這種長期存在於身體裏的慢性感染，其實就是一種慢性消耗，會反過來加重脾氣虛的症狀。而處於這種惡性循環中的女人，怎麼可能不衰老得早？

中醫對消炎藥也做過研究，發現它們雖然是西藥，卻具備中藥裏寒涼藥的特性。因為它們性質寒涼，所以久用或者過用會傷氣、耗氣。氣被傷了，免疫功能也就會下降，白血球的戰鬥力也隨之下降，這樣的話，不僅炎症消不掉，自己也愈來愈虛，久而久之，疾病就變成慢性病。

養生小見聞

我有個親戚，七十歲了，身體一直不好，但折磨她最嚴重的就是泌尿系統感染，帶病至少三十年。最初是因為生活條件差、營養不好，所以病沒徹底痊癒，後來她只要一勞累，毛病就發作，平均每個月發作一次。經常去醫院做「尿常規」檢查，結果都顯示為陰性，查不出細菌，但就是感覺難受，尿頻、尿痛得厲害。消炎藥的劑量也愈吃愈大。

她就是典型的氣虛，路不能走遠，話不能說多，走遠了、說多了，人就累得不行。也不能吃硬東西，炒菜的油多一點就消化不了，經常要在飯後服用消食片之類的藥物，否則這頓飯就會一直存留在胃裏。不僅如此，到了下午，頭就昏昏沉沉的，血壓總是很低，很明顯是氣虛導致清氣不能上承的結果。

她的泌尿系統感染之所以遷延成慢性，也是因為脾氣虛導致的白血球戰鬥無力，和細菌的戰鬥一直拖拉、僵持。除了泌尿系統感染，很多女性也會患有盆腔炎、輸卵管炎、卵巢炎，可能只是因為一次流產後沒有充分休息，就種下了病根，站久了就腰痛、腰痠，而且每次只要累了、忙了，抵抗力變差時就發作。

之所以如此，一方面是先天的體質弱、脾氣不足，白血球不能一個接一個地發揮戰鬥力。另一方面就是吃了太多消炎藥，我們人為地給原本可以「殺敵」的戰士「繳了械」。如此這般重複幾次，白血球的「戰鬥力」就會大打折扣，人體再次受感染時，白血球就失去速戰速決的能力。

所以，中醫對這種氣虛又有感染的人區別開來，有專門的方子進行治療。中藥也有消炎藥，比如黃連、金銀花、苦參、黃芩之類，但治療氣虛又有感染的人，首要的不是用這些，而是用補氣藥，而且是補脾氣的要藥——人參、黃芪，然後才是用消炎的金銀花之類。要借人參、黃芪的補益作用「托毒外出」，就是用黃芪給疲憊的白血球增加能量，使其恢復戰鬥力之後再去「殺敵」。

這種方子最早用在氣虛患者的皮膚感染上。比如疥瘡，別人的疥瘡會發炎、紅腫、熱痛，出膿之後就痊癒了；但氣虛病人的疥瘡卻發不出炎來，更不會紅腫熱痛，只一直拖延着，局部皮膚甚至會變得灰冷，成了典型的慢性感染，用中醫的話說，是「毒邪內陷」，這個時候只有用補氣藥（比如黃芪），疥瘡才能先變紅，再化膿、破潰後痊癒。

所以，出於愛護脾氣，切忌動不動就吃消炎藥。如果吃，一定要有的放矢，就是一定要先發現炎症才來吃。消炎藥這種射出去的「箭」要是沒有「敵人」可殺的話，它只能回過頭來直接殺傷體內無辜的白血球。

即便你確實有炎症，有慢性感染，比如泌尿系統感染、盆腔炎，甚至慢性咽炎、慢性闌尾炎總是復發，也不要僅僅盯着消炎藥，不妨增加一點補脾的中藥。至少在服用消炎藥的時候配合服用，如黃芪十五克、大棗五枚、甘草五克，每天煎一劑，早晚各吃一次，肯定會感到很舒服，炎症也能快一點消退，因為黃芪這類補脾氣的藥是在幫你提高白血球的戰鬥力。

藥材小解說

黃芪	為豆科草本植物內蒙黃芪、黃芪的根，味甘，性微溫，歸肺、脾經，有補氣升陽，益衛固表，托毒生肌，利水退腫等功效，為補氣要藥。經過蜜炙的黃芪叫炙黃芪，補氣效果比黃芪更好。
金銀花	為忍冬科木質藤本植物忍冬的花蕾，味甘，性寒，歸肺、胃、大腸經，有清熱解毒等功效。
肉桂	為樟科植物肉桂的幹皮或粗枝皮，味辛、甘，性大熱，歸腎、脾、心、肝經，有補火助陽，散寒止痛，溫通經脈等功效。
麥冬	為百合科植物沿階草或大葉麥冬的鬚根上的小塊根，味甘、微苦，性涼，有滋陰生津、潤肺止咳、清心除煩等功效。

養生小見聞

我見過一個歌唱家，因為職業的關係，她每天都會用到嗓子，所以很早就有慢性咽炎。為此她遍尋偏方，用的大多都是胖大海、金銀花、藏青果之類最常用的治療咽炎的藥物，性質都是苦寒的，但這些藥物對她始終無效。後來，她找到一位中醫，中醫發現了一個細節：不管春、夏、秋、冬，只要從舞台上下來，她馬上就要把大衣披上，稍微慢一點，她就會對助手發脾氣。一開始旁人覺得她「大牌」、傲慢，後來才知道她真的很怕冷，演出穿的薄紗裙，她堅持不了多久。加上她的咽炎已經「慢性」了多年，這位中醫給她開的治嗓子的藥物是肉桂和麥冬，與她以前用的所有藥物不同。

肉桂是大熱的，我們平時吃的時候都擔心上火，偏偏是這味上火藥配合滋陰的麥冬，把她的慢性咽炎治好。再後來，連麥冬也去掉了，只剩下肉桂泡茶，讓她一直很好地保持嗓音。

這個例子說明，慢性疾病往往虛的多，只是這個歌唱家找到中醫時，已經從脾氣虛發展成陽虛，所以她才會那麼怕冷。對待這樣的慢性疾患，一定要注意補脾，用補脾藥解決其慢性問題。

脾氣護得好，不再怕冷又怕熱

對中醫有所認識的人都知道，中醫分陰虛、陽虛。陰虛的人怕熱，陽虛的人怕冷，這是判別陰陽體質的關鍵之一。但是經常有人問：「我既怕冷又怕熱，冬天一着涼就感冒，夏天稍微熱一點就中暑，我到底是陰虛還是陽虛呢？」

首先，人的體質很少是單一的，很多人是幾種體質、幾種情形兼有，比如陰虛的同時兼有氣虛，叫「氣陰雙虛」。這種人有氣無力，受風就着涼的同時，手腳心還經常發熱，總喜歡把手腳放在冰涼的地方，即便是冬天晚上睡覺，也喜歡把腳伸在被子外邊，這樣的人在補氣的同時還要兼顧到滋陰。純粹氣虛的人適合通過吃人參來調補，這種人就不適合。如果要補的話，氣陰雙補的西洋參更合適。既怕冷又怕熱的人中有一部分是寒熱錯雜、陰陽俱虛的，除此以外，還有一種情況，就是脾氣虛。

中醫講，肺主皮毛，肺和皮膚有直接的關係。肺氣虛的時候，皮膚就會出現無法承受寒熱的問題，可以說是溫度調節功能下降了，所以人稍微遇冷就感冒，中醫稱之為「虛不固表」，就是護衛體表的功能下降了，屏障出了問題，風寒很容易侵襲進來。至於夏天怕熱，也是同樣的道理。

中醫所說的「表氣」是人體和外界環境的一個「隔離地帶」、「緩衝區域」，這些環節出了問題，在天熱的時候身體的消耗就會加大，而且消耗的主要是氣。所以氣虛的人，夏天也很難過，甚至會比其他人更容易中暑，可能站着站着就暈過去了。這種人也可能始終處於血壓過低的狀況，舒張壓（低壓）時常是五十毫米汞柱上下，收縮壓（高壓）也不超過一百毫米汞柱。到了夏天，血壓隨着血管的擴張進一步下降，大腦的供血不夠，因此他們在夏天經常處於渾渾噩噩的狀態，而這也加重了中暑的可能。中暑，就是天氣太熱、身體的消耗太大，傷津耗氣的結果，氣虛的人本身功能就不足，能量儲備就不夠，自然比其他人更禁不起消耗。

因此，氣虛的人無論是在入夏之前，還是入秋之前都應該有所調理，都要補氣，以修補自身與環境之間的「隔離地帶」、「緩衝區域」，只是兩個季節前進補的藥物有所不同。

立秋之前，氣虛的人要通過加減衣服，促使身體儘快建立禦寒「屏障」。但是氣虛人的屏障絕對不是僅靠禦寒的屏障就足夠，他們抵不住寒冷，所以要人為地提前補氣來抵禦風寒的到來，用的藥還是補氣的經典方——「玉屏風散」。方中只有三味藥——黃芪、白朮、防風，前兩味都是健脾補氣的，而防風有祛風的作用。對於氣虛且特別容易出汗、稍微運動就自汗

玉屏風散

功能主治	·健脾補氣
適用症狀	·氣虛且特別容易出汗，稍微運動就自汗不斷
主要成分	·黃芪、白朮、防風

藥材小解說	
防風	為傘形科植物防風的根，味辛、甘，性微溫，歸膀胱、脾、肝經，有祛風解表、勝濕止痛、解痙、止癢等功效。

不斷的人，可以在立秋就開始吃。吃後明顯感到精神了，不再有氣無力的時候就可以酌減，立春之前就可以徹底停服。

夏天天熱，是耗散心氣的季節，心氣耗散的表現就是血壓低，清陽不能向上供應，導致頭昏、乏力。因此，進入夏天之前，氣虛的人也要補，他們在此時適合吃的是「生脈飲」。

「生脈飲」中也只有三味藥──人參、麥冬、五味子。

人參是補氣要藥，麥冬可以補陰，因為夏天也會耗散津液。至於五味子，味道是酸的，中醫認為酸味的藥物都有收斂的作用，把它用在夏天，就是為了減少心氣的耗散。對此，藥王孫思邈早就提倡，在農曆五月，即剛剛入夏的時候開始吃五味子，就是為了防止夏天時心氣的耗散。

很多人擔心「生脈飲」裏有人參，喝了會上火，但是，如果你是個典型的氣虛病人，就絕對沒這個副作用，因為所謂的上火，都是發生在功能強健的時候，你本身的功能還不足，哪有「火」可上？反過來，如果你喝了「生脈飲」之後沒有上火的問題，就更證明你是氣虛了。

生脈飲

功能主治	·益氣，斂陰生津
適用症狀	·氣陰兩虧、心悸氣短、自汗
主要成分	·五味子、人參、麥冬

像「玉屏風散」、「生脈飲」這樣的補藥，作為改善氣虛體質的保健藥來喝的時候，每天只需吃到治療量的三分之一，早上吃一次就可以，最好空腹吃，效果會更好。如果能堅持吃一個季節，會明顯感到既怕冷又怕熱的毛病減輕了。

藥材小解說	
五味子	為木蘭科植物北五味子和南五味子的乾燥成熟果實，味酸，性溫，歸肺、心、腎經，有益氣生津、斂肺滋腎、安神等功效。

健脾才是豐胸秘技

中醫談養生的時候會涉及五臟，大家常聽到的是「健脾」、「補腎」、「疏肝」、「養心」、「宣肺」。對女人來說，最關鍵的就是健脾。脾氣不虛，氣色就會好，脾氣所主的肌肉就有力量、有彈性，面容和身體的線條就會緊緻。

說到線條美，女人就會想到豐胸，想到吃木瓜，飯店裏的木瓜燉雪蛤都是想要豐胸、美容的女人喜歡點的。雪蛤膏是雌雪蛤的輸卵管，如果說它能豐胸的話，可能是因為裏面含有一些雌激素。至於說木瓜能豐胸，則完全是訛傳，它不含任何刺激乳房發育的物質。

那麼，能刺激乳房發育的食物、藥物就可以用來豐胸嗎？

答案是否定的，因為這樣豐胸非常危險！

先不說你吃的雪蛤在燉熟了之後還含有多少雌激素，如果真的有，你就更要小心，因為雌激素是「兩面刀」。對於原本體內雌激素不低的女性，額外的補充會增加致癌風險，乳腺癌、子宮內膜癌、卵巢癌等全與雌激素的異常有關。一個女性如果到了該停經的時候還不停經，雌激素仍舊旺盛的話，她就比其他人多了罹患上述三種癌症的風險，而人為地補充雌激素就等於人為地增加這種風險。

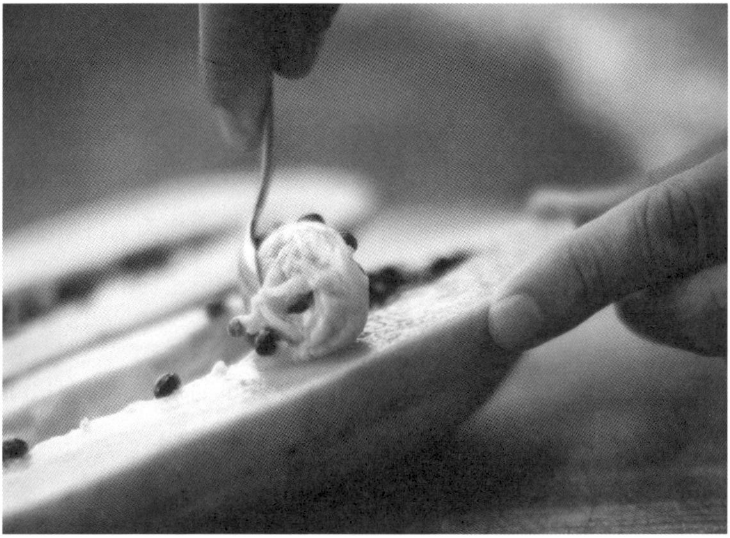

從自然的角度看，乳房的豐滿與否首先跟遺傳有關，其次就是體質。如果你本身就是脾氣虛的體質，攝取過多的雌激素只能致癌，卻無法改變乳房扁平、下垂的結果。

中國女性的乳房普遍扁平，也容易下垂，這和中國女性普遍脾氣虛有直接關係。因為脾經的循行路徑不僅經過面部，還要經過乳房。脾氣虛時，它經過的臟腑、組織都要受累，所以真正能豐胸、保持乳房豐滿的最有效也最安全的辦法，是健脾。

我推薦的豐胸食物都是健脾一類的，比如山藥、大棗、蓮子、南瓜、胡蘿蔔、小米，它們在改善脾氣虛體質的同時，還能減緩乳房的下垂，至少比那些所謂的速效豐胸產品要安全、有效。

脾氣虛的女性上了年紀後，還有一個更加尷尬的問題，就是尿失禁。這在生了孩子的女性中非常普遍，典型的表現就是不能大笑，甚至不能咳嗽、不能快跑，否則小便就會遺漏出來。

從西醫角度看，尿失禁是因為女性在懷孕、分娩時，盆底肌肉因為過分牽拉而逐漸失去彈性。隨着年齡的增加，雌激素分泌不足後，肌肉的彈性也隨之減弱，於是當你因為打噴嚏、咳嗽、大笑等而腹壓增加時，尿液就會不由自主地滲漏。也就是說，尿失禁是因為和排尿相關的肌肉無力所致。這種病，中國女性的發病率很高，中老年女性中有三至七成的人患有這種病，而在黑人女性中，這種病十分罕見，就是因為人種的差異，其中主要還是因為中國女性多有脾氣虛的毛病。

看那些非洲的運動員，她們因為肌肉有力量，所以身材很緊緻、很有彈性，最典型的就是臀部挺翹。尿失禁這種疾病在非洲很少見，雖然那裏的女性生育數量遠在中國女性之上。

針對這種問題，除了從年輕時就開始長期用健脾的藥物、食物調養以改善脾氣虛的體質外，現在，我們已經有了比較成熟的手術對尿道局部進行處理，通過改變那裏的結構來控制排尿。而更加便捷的解決方式就是自己每天做提肛訓練，這是中國女人從懷孕開始就該做的功課，堅持下來可以避免或者改善尿失禁的問題。

其實，這個訓練不要等到尿失禁出現之後才進行，如果你的母親也有類似問題，你從懷孕開始就要做，因為這種病是有遺傳性的，或者說，這種肌肉無力源於你們家族遺傳的脾虛體質，因此要及早進行鍛煉。而女人懷孕之後，盆底肌肉就開始被拉伸，胎兒愈大，肌肉拉伸得愈嚴重。肌肉就像橡皮筋，它的彈力是有限度的，長期拉伸就會失去彈力。而提肛動作本身

提肛訓練

做法	· 持續收縮盆底肌，自己感覺肛門隨着收縮被提起，一次提肛 2-6 秒，然後放鬆，休息 2-6 秒，再提肛。重複 10-15 次。
次數	· 每天訓練三至八組，或者更多，持續一、兩個月。

是一個人為的肌肉收縮過程，這就避免了這一塊肌肉因過度拉伸而失去彈性。

「久坐傷脾」，多做運動塑造完美體態！

很多人都知道「久坐傷肉」這個古人的經驗之談，這句話其實是出自《黃帝內經・素問》的「宣明五氣篇」——「久視傷血，久臥傷氣，久坐傷肉，久立傷骨，久行傷筋，是謂五勞所傷。」「久坐傷肉」中的「傷肉」，傷的其實就是脾。

因為中醫的脾是主肌肉的，久坐，就是缺乏運動，肌肉無力自然會反過來累及脾。在做中藥研究時，研究人員需要將實驗用的小白鼠模擬出脾氣虛的狀態，他們採取的方式就是將小白鼠連續懸吊十五天，使牠們長時間處於不運動的失重狀態，於是就會出現體重增長緩慢、脾臟和胸腺萎縮、小腿比目魚肌和腓腸肌萎縮等反應，而這些都是脾氣虛時才有的症狀。之後，研究人員再給牠們餵飼補氣的中藥，這些反應便能有效糾正。由此可見，不運動就是導致脾氣虛的一個直接因素。

另外，脾又主運化，脾氣虛，身體就會運化不好，帶不走水穀精微，吃進去的東西便無法有效地被消化、吸收，這個人就會變得很胖。同時濕氣重，好東西不吸收，停在身體裏就成了「廢物」，這就是中醫說的「濕」。

脾氣受傷後有兩種表現，愈來愈胖或者愈來愈瘦。如果這個人因為思慮過度，起因在於心情，他的脾氣虛可能表現為愈來愈瘦；如果不是因為心情，而是因為懶，因為久坐、不運動導致傷脾，體內的垃圾、毒素逐漸堆積，人就會愈來愈胖，而且是虛胖。後者在現今更常見，它的直接後患就是催生糖尿病等富貴病。

我們知道肥胖者容易罹患糖尿病，而這也是很多人減肥的理由，但是，是不是面黃肌瘦的人就安全呢？並非如此，和肥胖人一樣，肌肉無力，甚至因為長期臥牀而肌肉萎縮的瘦人，同樣是糖尿病的高發人群。在一九五七年，諾貝爾醫學獎的得主就已經發現了，百分之八十五以上的血糖轉化由骨骼肌來完成。所以，如果你的肌肉過少，特別無力，動不動就覺得疲勞，那你的肌肉便無法在血糖轉化的過程中發揮有效作用，血糖就會升高，你同樣也會被糖尿病擊中。

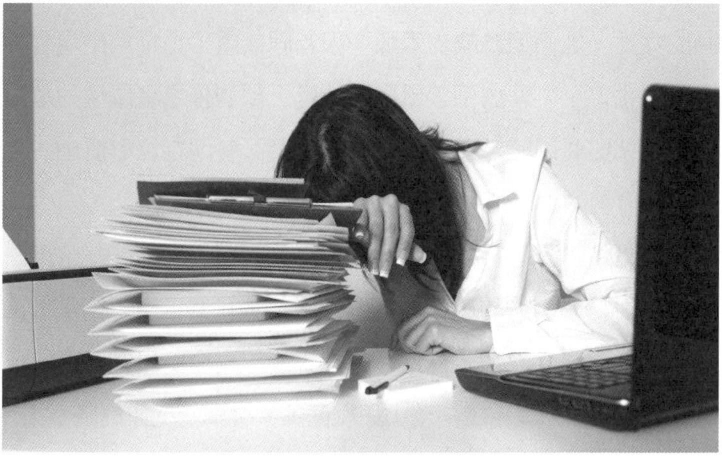

骨骼肌是人體運動的動力組織，我們身體的每一個活動都是由骨骼肌收縮來完成的。而血液中的糖分是骨骼肌收縮的主要能量來源，所以人得了糖尿病之後，醫生首先囑咐的是要運動，就是要通過骨骼肌的運動，將血糖以最快的速度消耗掉，血糖因此會降下去。但是，有的人運動就有效，甚至因此替代了藥物，而有的人卻無效，只能靠不斷增加藥物量來降糖，原因何在？運動效果好的，肌肉比例肯定大，過去曾經運動過，肌肉曾經發達過；效果不好的很可能是那些形銷骨立、一直沒甚麼肌肉的人，他們因為消瘦、因為肌肉少，失去了自身調節血糖的能力。

醫學專家研究證實，百分之九十八以上的糖尿病病人的骨骼肌大都出現弱化，這也是為甚麼糖尿病病人往往比一般人更加體弱乏力。走兩步路就氣喘吁吁的，正是骨骼肌弱化的表現。當然，這是得糖尿病的結果，但很多人，特別是年輕時很少運動的女性，她們因為缺少鍛煉、因為脾氣虛，過早地出現骨骼肌的弱化，早早就弱不禁風了，於是，她們罹患糖尿病的危險便提高。與此同時，在得病之後，她們又會因為沒有肌肉，缺少自身血糖的調節能力，而只能求助於降糖藥。

所以，對瘦削的女人來說，健脾、補脾氣又多了一分價值，那就是對糖尿病的防範。從這個角度說，我倒更同意南瓜、山藥可以降血糖的說法，但是你絕對不能等到血糖已經升高，已經轉變成糖尿病了，才指望山藥和南瓜代替藥物把血糖降下去。

健康小知識

世上根本沒有能降血糖的食療方，因為任何食物都有熱量（完全沒有熱量的只有茶和水），只要過食，或者吃了之後不運動，導致這一天進入體內的能量過剩，最終都有可能促使血糖升高。

也就是說，如果說任何一種食物能降血糖，那一定是你在吃它的時候兼顧到了運動和節食，至少比之前吃得少了、運動多了，血糖自然降下來了。但這種降血糖的功勞絕對不是食物的，而是你吃少了、動多了的結果。因此，任何一種號稱能降血糖的食物你千萬別信，如果僅僅靠吃了它們，血糖就降了，一定是裏面加入了降糖的藥物。

最常見的就是苦瓜類製劑，藥店裏經常當保健品賣，但有檢查發現，它們之所以能降糖，是因為偷偷添加了廉價的降糖藥，絕對不是苦瓜的作用。苦瓜對於血糖來說，最多是不升高血糖，但僅僅靠吃苦瓜降糖是絕對不可能的。

再說到南瓜、山藥，它們的價值在於能補脾、能長期吃，通過強健脾氣來避免形銷骨立的脾虛病態，使肌肉適度豐滿，即便罹患了糖尿病，你也多一條自身的降糖途徑。要想達到這個效果，山藥、南瓜、蓮子、小米之類能健脾的食物，應該是每天餐桌上的「常客」，否則不可能起到食補的作用。

想青春常駐，陽氣不可虛

別讓氣虛變成陽虛！

人變老的一個典型症狀是怕冷，這在中醫裏叫陽虛。有人可能會問：「脾虛、氣虛和陽虛哪個問題嚴重？它們又是甚麼關係呢？」

我在前面說過，氣虛就是功能不足，既然各個器官的功能不足，它們工作起來就會消極怠工，一個直接導致的問題就是不能產生足夠的能量，能量不足的結果就是怕冷，因此，氣虛一般發生在陽虛之前。而陽虛經常是氣虛加重的後果，我們甚至可以說，氣虛的時候，女人容易變老，但當你進入陽虛的狀態後，衰老基本上已成事實。所以要想不提前衰老，就要避免進入陽虛狀態，而避免陽虛的關鍵是，在氣虛階段就遏制住身體功能不足、功能下降的趨勢。

如果你注意觀察就會發現，很多人的體質變化是從容易疲勞（氣虛），逐漸演變為怕冷（陽虛）。從對健康傷害的程度來看，疲勞涉及的是肌肉無力，而肌肉是外在的，一旦到了怕冷的階段，體溫往往就偏低了，這時已經傷及體溫中樞。

物種進化的一個標誌是從冷血到恆溫，物種的級別愈高，體溫就愈高，而人是最高級的物種，所以體溫也進化到最高。不僅如此，人類的體溫中樞還可以將我們的體溫保持在攝氏三十六至三十七度的恆溫狀態，這個特點是人類這種高等生物才具備的本性。

所以，一旦人變得怕冷、體溫降低，就意味着好不容易進化好的體溫中樞出現問題，有違人的生物性了。從進化程序上看，就有了「返祖」的趨勢，而返祖是人類疾病，特別是致命性疾病的一大特點。死亡本身相對於生來說，也是一種返祖。

陽氣是人的生機之本。人出生的時候，陽氣是虛弱的，到老了，它又衰退到出生時的虛弱狀態，也就是生機不再了，死亡的時候陽氣耗竭，所謂「人死如燈滅」，陽氣就是「生命之燈」。

既然陽虛是氣虛的進一步發展，那我們能否遏制住這種返祖趨勢呢？可以，關鍵是時間點，不能等到怕冷等一系列陽虛問題已經出現了再下手，而要在氣虛時就開始干預，否則，氣虛的人無一例外地會進入陽虛行列。

如果你很早就是那種有氣無力、動不動就疲勞的脾氣虛體質，我建議你早一點服用補氣藥，甚至可以從三十五歲陽明脈衰時就開始服用。比如最近比較累、說話很多，不妨將每天喝的茶改成西洋參水，每天取十克左右泡水喝。西洋參能氣陰雙補，補氣的同時又不至於上火，還能把說話時消耗的氣補回來，避免這樣長期的積累使你從氣虛演變成陽虛。

養生小見聞

我父親幾年前得了腦血栓，他生病之前就是典型的氣虛體質，他得的腦血栓也不是那種滿臉通紅、血壓高的類型，而是氣虛，發病之後人顯得很疲憊、很憔悴，臉上的皮膚都緊緊地貼在骨頭上，人變得很乾癟。當時去的是一家中醫院，那裏的醫生很有經驗，在溶栓的各種西藥中，加了「生脈飲」注射液。「生脈飲」是中醫補氣的經典方，如前所述，裏面的主要藥物就是補氣的人參。「生脈飲」一加進去，父親的症狀就明顯改善了，首先是面容恢復紅潤，最後血栓也沒有形成後遺症。後來，他的治療藥物一直以補氣的人參、黃芪為君藥。

那次血栓後，有好幾次，父親又出現了血栓的症狀，最先出現的是愛睡覺、沒精神，一開始我馬上帶他去醫院打點滴，輸入可以擴張血管、抑制血栓的藥物，每次打上一周，嗜睡的症狀就會好轉。

後來，我試着用「生脈飲」口服液代替點滴，每到父親出現愛睡覺、精神不好的症狀時，即便還沒有其他任何血栓的症狀（如走路不穩、口齒不伶俐等），我就先給他喝「生脈飲」口服液，或者用西洋參泡水當茶喝，而且都是早上空腹吃一支「生脈飲」，或者喝一次西洋參茶，晚上臨睡時再重複一次。吃兩三天，嗜睡的現象就消失了，靜脈點滴也給省下。我一直把這種效果理解為一個就要形成的血栓被補氣藥給通開了，血栓沒有形成，全身的供血得以保持良好的暢通狀態，人體自然也就不可能進入更加嚴重的陽虛狀態。我後來想，如果當初父親第一次得腦血栓時我能及早發現，並且及早給他補氣，可能就避免了後來的那次血栓了。

養生第一秘技：保溫

只要你看過中醫，一定知道十之八九的醫生會囑咐你「別受寒」、「不要吃寒涼的食物」，寒涼幾乎是中醫對待所有疾病的統一禁忌。即便治療一些熱病時使用了寒涼的藥物，都要在藥方中加幾味溫性的佐藥，絕對沒有哪種疾病讓你可以放縱地喝冰水、吃冷飲，這為的是保護脾胃之氣，不折傷陽氣。由此可以看出，中醫最重視的就是人體的陽氣！這是生命和死亡的根本區別，也是一個人有沒有生機的關鍵。

《黃帝內經》把人體的陽氣比作自然界的太陽，萬物生長靠太陽，人的生命靠陽氣。

「凡陰陽之要，陽密乃固……陽強不能密，陰氣乃絕……陽氣者，若天與日，失其所則折壽而不彰。」

《黃帝內經》

明代名醫張景岳對此加了個更生動的注解，說人體有病，就好比體內是一片陰冷潮濕的地方，只要太陽一出來，一切就好了。

「生殺之道，陰陽而已。陽來則物生，陽去則物死。」
明代大醫家張景岳

對現代中醫臨牀最具指導價值的，當屬漢醫學大家張仲景，他的《傷寒論》中的很多方子一直沿用至今。張仲景說的「傷寒」並不是我們所說的傳染病「腸傷寒」，《傷寒論》也不是講治療傳染病的，而是用來指導治療各種雜病的「大內科學」。既然是雜病，病種就很複雜，病性也會不同，卻命名為「傷寒」，就是因為張仲景秉承了《黃帝內經》的思想，同樣非常重視陽氣，保護陽氣、避免陽氣受傷是他的治病準則。更有趣的是，在對性質不同的各種疾病的治療中，張仲景用得最多的藥物，正是最可以和緩、保護陽氣、溫陽散寒的生薑。《傷寒論》全書記載有一百一十三個方子，用生薑的方劑達五十多方，佔全書方劑的一半之多，再次體現了張仲景在治療過程中對陽氣的重視。

人之所以能活着，是因為他的功能正常，功能正常才能保證身體可以獲得足夠的能量，功能和能量是活人和死人的關鍵區別。死人也可以五臟俱全，甚至可以捐獻器官，但已經失去功能、沒有能量了。

所以，中醫治病也好，養生也罷，歸根究底就是在養陽氣，養這個人體裏的「太陽」，只不過是通過不同的方式來養，如藥物、食療、運動，甚至作息時間的調整。但不管用甚麼手段，都以達到保護陽氣為目的，所以，所有深諳中醫學精髓的醫生，都會在治療過程中強調保溫、避免受寒。

我在前面強調女性養生的關鍵重在補氣，現在又說重在保溫，可能很多人會問到底哪個重要？答案是：都重要，關鍵是看你處在哪個階段。氣虛是陽虛之先，如果氣虛得不到控制，功能不足的問題總是得不到解決，就會往下發展，由氣虛變為陽虛。從這個角度看，處在氣虛階段時重在補氣，為的是避免氣虛變成陽虛。但一旦氣虛發展到陽虛階段，無論醫生建議你選擇保溫的養生方式，還是選擇溫熱藥物、食物的治療，都是

養生小見聞

我見過一個年輕女孩子得大腸癌時，才二十多歲，家裏人也沒有類似的家族史，癌症被發現的時候已經是晚期。醫生仔細研究她的生活習慣才知道，她從小就嗜喝冷飲，這種習慣已經持續了十幾年，幾乎到了每天「無冷不歡」的程度。就是這個習慣讓她早早就罹患癌症，因為冷飲把原本未必強健的陽氣活生生地挫敗下去，使她的身體沒有足夠的能量維持細胞正常地生長，繼而轉變為癌症細胞。

為了扭轉陽虛，至此，治療就顯得更為緊迫了，因為陽虛比氣虛的問題要嚴重。

戒吃生冷，擺脫虛弱體質

雖然九成的中醫會囑咐你「忌寒涼，忌生冷」，但很少有人真的會把這樣的囑咐當一回事，這不僅因為他們無法割捨冰淇淋、刺身、生蠔等美食的誘惑，還因為他們想像不出寒涼和生冷到底能帶來哪些直接的傷害。那麼，看看以下這個例子。

外國有科學家用原始森林裏的蟒蛇做實驗，他們先給牠餵一盆生肉，蟒蛇吃了生肉之後，很長時間內都盤踞在原地一動不動。第二次，研究人員將同等重量的生肉煮熟後，再餵給同一條蟒蛇，蟒蛇吃了熟肉之後還像原來一樣活動、爬行。研究

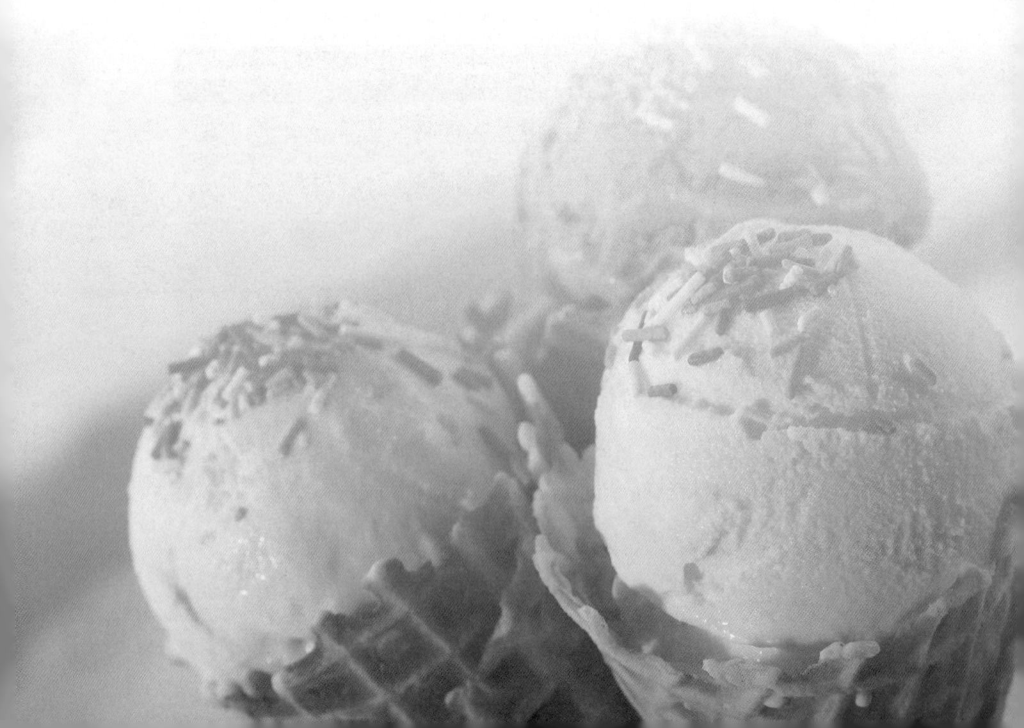

人員得出的結論是：生肉的消化會消耗巨大的能量，蟒蛇之所以吃完生肉後不動了，就是因為牠的身體能量在消化生肉時已經消耗殆盡，牠需要安靜一會，等再次蓄積足夠的能量才開始運動。

從這裏我們可以得出結論：生的、涼的，或者沒有煮熟的食物很難消化，很多人喜歡吃的刺身、生蠔，或者冰淇淋，雖然味道很好，但任何食物的消化都離不開酵素，而任何一種生物酵素都只有在攝氏三十六至三十七度的體溫狀態下才能保持它的活性。一塊生肉、一杯冰淇淋進肚之後，身體先要將它們捂熱到和體溫相當，然後才可激活酵素的活性。對一個原本就瘦弱、能量不足的女性來說，捂熱這杯冰淇淋的過程要耗體力、耗能量，歸根究底就是在消耗脾氣，對身體的傷害是無聲而肯定的。如果每天你的脾氣都要分出一部分去捂熱寒冷的食物，久而久之，脾氣虛的體質就會形成。很多孩子從小就喜歡吃涼的食物，家長覺得自己的孩子很胖，要吃涼食物避免上火，那這個孩子長大後的結局要麼依舊是個胖子，要麼就變得很瘦，但無論是胖是瘦，其實內裏都是脾虛。瘦的話肯定是肌肉不豐滿，胖的話也不是肌肉型，而是無用的脂肪堆積在身體裏。為甚麼脂肪會堆積在身體裏？因為他的脾氣被傷了，運化的能力不足，脂肪代謝不出去。

食物放在冰箱裏大約是攝氏四度，與體溫相差三十度以上。喝下一杯冷飲後，內臟的溫度會隨之下降，要恢復原有溫度的話，需要動用身體的熱量，而這些熱量原本可能是用來支付你上樓梯、散步，甚至讀書、看報、動腦筋用的，現在卻要花在捂熱一杯冷飲上。久而久之，你用在生活中的能量就變少了，這也就可以解釋你為甚麼比別人容易疲乏，為甚麼比別人更容易消化不良了，原因就是生冷的食物佔用了你可能本來就不充足的能量，是這些冷飲使你脾氣虛。

「不好消化」到底會帶來除消化系統之外的甚麼後患？我們不得而知，但是有個事實可以作為反面證據：人類的智力和腦容量成正比，腦容量愈高，智力愈發達，而當人類發明了火，

養生小見聞

小時候外婆告訴我，吃紅燒肉或者涮羊肉之後，一定不能吃涼東西，理由是，冰涼的東西會把之前吃進去的肉「凝住」，容易引起食滯。

記得我有個表哥不聽話，有一次在外婆家吃飯，吃完紅燒肉之後就吃了一個凍柿，結果真的像外婆說的那樣，得了急性腸胃炎，一個多星期不能吃東西。那個表哥當時才剛上小學，脾胃還很弱，那個凍柿掠奪了脾胃原本準備消化紅燒肉時用的能量，他的胃腸炎就是胃腸因為能量不足而消化停滯的結果。我記得外婆當時給他吃「山楂丸」，就是幫助刺激胃腸緊急分泌消化食物時所需的各種消化酶，幫助已經沒力量的胃腸增強蠕動、消化。

開始用火加工食物，開始吃熟的、熱的食物之後，腦容量出現了突飛猛進的增長，這是因為人類吃熟食、喝熱水省下來的能量用在大腦的發育上了。我們就此可以想像，在茹毛飲血的生食階段，人體消化食物時花費的能量，實際上是在搶奪本該屬於大腦的能量，所以那時候的社會處於蠻荒狀態。

現在的人即便再吃生冷食物也不可能回到茹毛飲血的年代，但是這種不健康的飲食習慣卻可以使人的生活質素因為脾氣虛而下降。我們常感歎那些精力旺盛的偉人，每天睡很少，吃得也不講究，但他們的工作效率很高、生活質素卻很好，為甚麼？這種人肯定是不脾虛的，能最大限度地使用吃進去的營養，他們的身體也能最大限度地在有限的時間內得到修復。相反，如果你脾氣虛，可能睡眠並不少，吃得也不差，但並不足以恢復你的消耗、虧空，所以你總是處於精力不足的狀態。

相比那些因為身體好、脾氣不虛而佔有精英位置的人來說，你的生存無異於是向蠻荒狀態倒退。

如果你遇到脾胃被油膩、寒涼所傷的狀況時，最好的辦法就是讓脾胃休息。而讓脾胃休息的最好食物就是熱粥，大米、小米熬的粥都可以，嚴重虛弱的甚至可以從喝米湯開始。醫史上記載過很多被判不治的危重病例，嚴重到連藥都吃不進去，後來遇到名醫，就是從米湯開始餵起，一點點地扶養脾氣，等待脾氣的慢慢恢復，從而最終康復。

這個時候不要再喝放了很多豆類的雜糧粥了，雜糧粥比米粥消化起來還要困難一些。單純的米粥，消化、吸收起來最節省能量，即便是帶病的脾胃，消化起來也不費力，直到自己感到食慾恢復，再開始逐漸加量，一直加到正常進食。

保溫是排毒的先決條件

我說「保溫就是排毒」，可能很多人覺得這個觀點很抽象。在那些講究排毒的人的印象中，只有通便甚至腹瀉，才是排毒的第一，甚至是唯一途徑。他們也會認定通便的藥肯定不能是熱藥，因為熱藥會導致上火，會加重便秘！其實並非如此。

仔細觀察就會發現，很多便秘的女孩子平時很注意飲食，常吃蔬菜，還有的幾乎拿水果當飯吃，而且選的都是高纖維的食物，怎麼還是便秘呢？原因是受涼，特別是腹腔受涼了。

我們全身血液的三分之二流經並且停留在腹腔，因為腹腔的靜脈結構很特別，這裏的靜脈很細，管壁很薄，缺乏彈性，所以血液到了這裏就像進入一片沼澤地，流速自然就要減慢。恰恰很多女性很不注意腹腔、盆腔的保溫，穿上時髦的露臍裝、低腰褲，裸露出腹部這個本身就陽氣不足的地帶，這真有點造福觀眾、委屈自己。

中醫說腹為陰、背為陽，下腹又是「陰中之陰」。既然屬陰，就說明這個部位陽氣不足，本身就很怕涼，所以過去中國人有穿兜肚的習慣，就是要護住不能受涼的肚子。腹腔一旦受涼，這裏的血液就會遇寒而凝，流速就要變得更加緩慢。

無論是汗液，還是二便裏的廢物，都要先通過相關器官代謝，然後隨着血液運行排出體外。血液循環一旦受阻，首先器官的功能會因為供血不好而受阻，然後作為運輸通道的血液流動也會變緩，這就是為甚麼就算吃了足夠的纖維素，只要腹腔處於受寒的狀態，同樣也會便秘。確切地說，不是大便太乾燥，而是腸道運輸的力氣不足、能量不夠，這是女性、老年體弱者的便秘主因，他們也經常發現，即使大便不乾燥，自己也沒力氣排便，解一次大便就會吃力得出一頭大汗，這是典型的腸道蠕動無力。

這一點，我們看看古時中醫治便秘的用藥就可以理解。

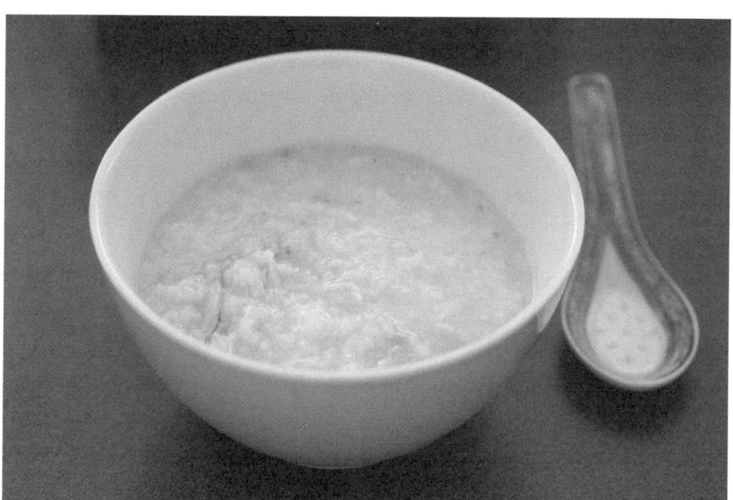

中醫治療便秘並不完全指望瀉藥，特別是頑固的、習慣性的便秘，好多時候甚至要用補藥，比如創製於宋代的「半硫丸」，裏面只得兩味藥，一味是半夏，一味是硫黃。

半硫丸

功能主治	．溫腎通便
適用症狀	．頑固性、習慣性的便秘
主要成分	．半夏、硫黃

藥材小解說	
半夏	為天南星科多年生草本植物半夏的塊莖，味辛，性溫，有毒，歸脾、胃、肺經，有燥濕化痰、和胃止嘔等功效。
硫黃	性溫，有毒，歸腎、大腸經，外用有止癢、殺蟲、療瘡等功效，內服有補火、助陽、通便等功效。

硫黃是味熱性很大的藥，過去的花農要想讓哪種本不能在冬天開花的植物搶在冬天開花，就在這種植物的根部埋上硫黃，花就會在冬天開放。這是甚麼原理？就是因為硫黃是熱性的，在中醫裏屬於補腎藥。對花來說，補腎就等於把它們的繁殖期提前，有點催熟的意思。通便藥之所以用硫黃，就是因為

這種便秘不是「上火」所致，而是因為「無火」，更確切地說是陽氣極虛，腸道已經失去蠕動的能量，用硫黃補充陽氣、補充能量，就能達到通便的目的。如果你總是腹腔受寒，其實就等於在傷陽氣，久而久之就會產生頑固的便秘，即便不到用硫黃治療的程度，但一般的通便藥都會無濟於事。

如果你是個身材比較纖細的女孩子，比別人怕冷，手腳又總是發涼，甚至在夏天也如此，而且還有容易疲勞、便秘、月經前腹痛、站久了腰痛的毛病，那就可能因為受寒引起。這一組症狀在西醫裏稱為「盆腔瘀血綜合症」，便秘就是這組綜合症的症狀之一。通俗解釋就是，盆腔裏的血液流動緩慢，乃至產生瘀血而引起的一組症狀。這種病可能很多女性都有，但婦科的一般檢查無法查出來，而且既沒有婦科慢性炎症，體內也沒長東西，所以少有人意識到。這種情況的治療就是要化瘀，推動盆腔血液的運行，最基本的就是從保溫開始。

所以，女性要盡可能避免下肢、腰部受涼，如果你參加社交活動時一定要穿裙子，那至少要穿條可以保溫的絲襪，同時在肚臍周圍或腰部貼個暖包，儘量使要穴不受涼。

還有一種排毒途徑就是小便，因為小便是血液代謝之後的廢物從尿道排出時的產物，每次小便都是一次最有效的排毒。你可以看看腎衰竭的病人，之所以要洗腎，甚至換腎，就是因為他們沒有排毒途徑了，這種缺失是致命的。一個人如果三天不大便，未必會出現嚴重問題，但如果一天不小便，就說明這人已經病入膏肓了。從這個角度，我們也可以判斷出小便在排毒中的「價值」。

人只有飲水足夠的時候，才可能保證小便的排毒作用。一般情況下，每人每天要喝一千五百至二千毫升的水才算正常，但很少有人做到，不是因為他們忙得沒時間喝水，而是很多人，特別是女性根本不想喝水，或者會覺得喝水後胃脹脹的，非常不舒服。導致這種情況的原因很簡單，就是身體的熱量不足，沒有能力蒸發掉水分，水因此瀦留在胃裏。

簡單說就是，她們的身體不是缺水，而是缺乏運化水、蒸發水的能量，主因是經常受涼對陽氣造成損傷。

這種人最好喝點薑茶或者紅茶，這兩種飲料都是熱性的，便於身體的吸收，同時也有補助陽氣，幫助水運化、蒸發的作用。這就類似於在一個因為火力不足而水始終燒不沸的水壺下

養生小見聞

我的同學在日本行醫，他發現日本女孩子雖然冬天都穿裙子，但她們早就知道在保溫上下工夫，基本上都會貼保溫貼，最大限度地保證腰腹不受涼。而且，如果真的在白天受涼了，晚上一定會用熱水泡泡腳，用熱水袋敷敷腰腹部。泡腳的時候可以在水中加點黃酒，不用特別好的酒，平時做菜時用的紹興酒便可，每次用二十至三十毫升，增加活血溫陽的效果。

面加了一把柴火。此外，每次喝水的量不要過多，要小量多次，給身體一個吸收的機會。

體溫決定生與死

我記得曾國藩在他的面相書中提到，一個人走路的時候，如果腳跟總是不着地，那這個人就是短壽的。我不知道他的結論從何而來，但我確實見過兩個案例，都是走路腳跟不着地的男性，總是拖着腳跟走路似的。其中一個剛過五十歲就因病去世了，而且那場病折磨了他很多年，身體一直不好；另外一個雖然還活着，但和同齡男性相比，身體顯得很弱。

這個現象其實也可以用「返祖」來解釋。當一個人走路的時候，腳跟不着地，身體就形成一種前傾的姿勢，嚴重的時候好像要爬着走似的。和人類的直立行走相比，爬行肯定是返祖的，也就是說，他們姿勢上的返祖也顯示身體出了問題。

其實人在臨死之前，都會出現返祖的情形，因為返祖歸根究底就是陽氣又重新回到初生時最不足的狀態，這個時候首先出現的症狀就是低體溫。

生物的進化是從低體溫向高體溫進化的，先是冷血動物，然後是變溫動物，之後才是恆溫動物，魚、蛇，到鳥，再到哺乳動物，人類的體溫是最高的。從這個角度看，體溫高是生物進化的結果。一旦體溫降低，從某種意義上說，就等於出現了返祖現象，是健康出問題的信號，所以有人提出「溫度決定生老病死」，這是有道理的。低體溫就是火力不旺、生命力不強的標誌。你看蛇，牠到冬天要冬眠，而且特別喜歡曬太陽，就是因為牠是低體溫動物，要借此節約、補充身體的能量。

現代實驗研究證明，使用物理加熱療法，以攝氏四十三度的溫度直接作用於癌症部位，能迅速殺死癌細胞。這也證明，低體溫的身體環境最適宜癌症生長，這也是陽虛體質容易患癌症的一個證據。

那麼，甚麼樣的體質是陽虛體質？最典型的指標如下。

陽虛體質的特徵

體溫	·比別人怕冷 ·夏天也會手足不溫 ·體溫偏低
皮膚	·皮膚顏色偏淡
體質	·容易一着涼就腹瀉 ·舌質淡 ·舌體胖大或有齒痕

這種人的體質急需改善。補腎的中成藥都可以改善陽虛體質，比如「金匱腎氣丸」、「附子理中丸」等。很多人都以為金匱腎氣丸只是給男人吃的，絕對不是，中藥是不分男用女用的，只看你的體質、病性是否適合某種藥物。比如一個氣血虛、

正處於慢性肝病或腎病恢復期的男性，絕對可以吃「烏雞白鳳丸」；而一個總是手腳冰涼、特別怕冷的陽虛女，「金匱腎氣丸」就是她的首選。每天吃一顆，堅持吃一個月，怕冷的症狀就會明顯改善。

「金匱腎氣丸」裏都是溫腎的補陽藥，所以藥性很熱，有時候吃了會上火，比如長口瘡、鼻子流血、口乾咽乾等。如果你出現這些情況，但怕冷的症狀還沒改善，這時候你需要繼續吃，可以用涼水送服藥丸，牽制一下藥物的熱性，或者用一克黃連泡水，送服藥丸。黃連有清熱的作用，也可以反佐補腎藥的熱性，便於你將補腎藥堅持吃下去。

藥材小解說

黃連（根）	為毛茛科植物黃連、三角葉黃連、雲連的根莖，味苦，性寒，歸心、胃、肝、大腸經，有清熱燥濕，瀉火解毒等功效。

金匱腎氣丸

功能主治	·溫補腎陽，化氣行水
適用症狀	·腎虛水腫，腰膝痠軟，小便不利，畏寒肢冷
主要成分	·地黃、山藥、山茱萸（酒炙）、茯苓、牡丹皮、澤瀉、桂枝、附子（炙）

「附子理中丸」也是熱性的，但更偏於治療中焦虛寒。如果你肚子明顯怕冷、一遇冷就腹瀉、大便常年不成形、不敢碰涼的東西，也不喜歡喝水，中醫就認為這是中焦虛寒，或者也會兼具腎陽虛的情況，這個時候，服用「附子理中丸」就更合適。一天吃一顆就可以，堅持吃一個月，你就可以改善虛寒的狀況。如果你遇到上火的問題，也可以按照這個方法來對付。

附子理中丸

功能主治	‧溫陽健脾
適用症狀	‧脾胃虛寒引起的脘腹冷痛，嘔吐洩瀉，手足不溫等病證
主要成分	‧附子（製）、人參、白朮（炒）、乾薑、甘草

陽虛女就是癌症女？

很多腫瘤科醫生，特別是中醫，私下都會告訴我一個未經證實的結論：陽虛的人容易得癌症，乳腺癌患者往往是「陽虛女」。

之所以不敢將這個結論公開，一方面是因為目前尚未有絕對的證據支持這個觀點；另一方面是，醫生很難和普通人說清楚「陽虛」的意思，怕引起誤會。但事實上，癌症病人裏陽虛體質的人偏多，或者說得了癌症之後，人會變得陽虛，這已經是業界公認的事實。有個醫生告訴我，摸過癌症病人的手就會知道，很多人的手涼得很嚇人，外邊再怎麼溫暖，他的手也還那麼涼，這種情況最有可能是陽虛。

人的體質有寒、熱、虛、實之分，其中寒性體質，也就是陽虛體質是最需要儘早糾正的，因為有腫瘤專家通過觀察一千名腫瘤病人後發現：體質屬寒的人得腫瘤者居多。這個觀點在中醫經典《黃帝內經 · 靈樞》的「五變篇」中就說過：「腸胃惡，惡則邪氣留止，積聚乃傷脾胃之間，寒溫不次，邪氣稍至。蓄積留止，大聚乃起。」

臨牀上，我們常常見到這樣的情況：化療後和處於腫瘤中晚期的病人總表現為畏寒肢冷、面色白、浮腫、小便清長、大便溏薄、脈沉遲等，這些都是典型的陽虛寒盛的狀況。曾有一個醫者經過對照研究，發現陽虛是導致肺癌之關鍵，用了溫陽的中藥治療後，有效率可以達到百分之六十二，但如果不用溫陽藥，有效率只有百分之三十五。

癌症，就是細胞因為不能正常地成熟而變得毫無節制地氾濫增生。之所以會如此，從生物學的角度說，就是身體的某個部位、某種功能出現了返祖現象，一種不該在人類這麼高級的生物身上出現的幼稚或者原始現象出現了。

從能量的角度來說，由於能量不足，促進細胞分化的原動力不足以促使這些細胞正常地分化、成熟，這種畸形的細胞，就是日後身體裏的癌細胞，它們會在身體裏搗亂。而那些屬於陽虛體質、能量不足的人，肯定會給細胞發育不良、畸形的機會，所以，他們比其他人更容易罹患癌症。

癌症的高發人群一般都是上了年紀、五六十歲以後的人，因為即便是一個正常人，到了這個年齡也開始進入陽氣不足的階段。原本身體有足夠的能量供給細胞，現在能量不足了，愈來愈多的細胞停留在原始狀態，癌症便由此而生。即使你只有三、四十歲，但陽氣過早虛衰，那就同樣面臨着癌症的風險，因為你的陽虛意味着你已經未老先衰。

在中醫理論中，癌症屬於陰邪，它是陽氣不足、能量不足的結果。而陽氣是人體的正氣，只要正氣不虛，它就可以監視體內出現的「異己」。對那些始終存在於身體中，卻因為不能和身體和平共處而聚集成癌症的細胞，茁壯的陽氣可以識別它們、殺死它們。如果陽氣虛了，就等於一個機構沒有監測小組，小的漏洞就會積蓄成大問題。

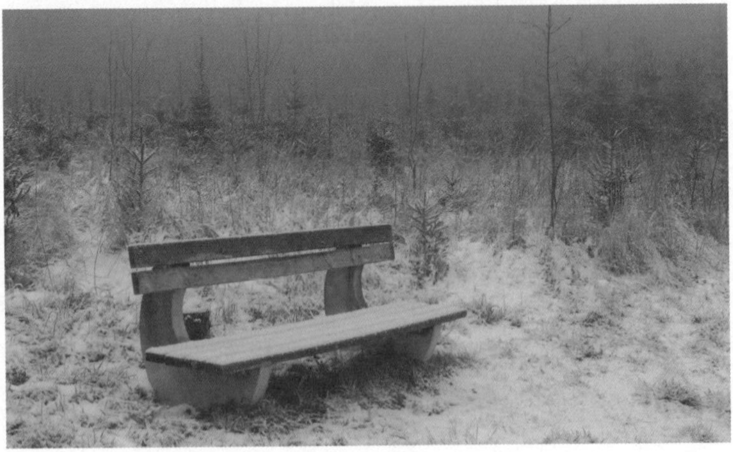

健康小知識

在癌症檢查中，我們常聽說「癌胚抗原」陽性、「幼稚細胞」增加等說法，「胚胎」、「幼稚」這樣的情形都不該在正常成年人身上出現，否則就出現返祖現象。

遇到疑似患白血病的個案，醫生會讓病人做「骨髓穿刺」，根據骨髓中血細胞的情況來診斷。一旦診斷報告上寫着發現「幼稚細胞」，這個人的病情就不妙，因為只有當血液裏生癌，也就是得了白血病時，血細胞才會變得幼稚。另外，確診是否患有消化道腫瘤時有一個重要指標，叫「癌胚抗原」。癌胚抗原由胎兒胃腸道上皮組織、胰和肝細胞合成，通常只在妊娠前六個月內含量增高，嬰兒出生後，血清中的癌胚抗原含量已經很低。也就是說，它在胎兒時期出現才屬正常，如果在成年人的血液中被發現，而且濃度異常高，這個人便可能患有大腸癌、胰腺癌、胃癌、肺癌、乳腺癌、甲狀腺髓樣癌等。而且這個指標的水平與大腸癌的分期有明確關係，大腸癌愈到晚期，它的濃度愈高。

「五穀為養」，節約脾氣

現代人為了減肥、減少熱量的攝入，每天吃很少主食，甚至完全不吃，這在女性群體中很常見，可能一天就以瘦肉、乳酪、水果、蔬菜維生。這些看似清淡的飲食確實比肥甘厚味要好得多，但卻忽略了傷脾胃的問題，因為飲食中，五穀入脾經，是最可以養脾氣的，這是蔬菜、水果絕對不能替代的。

之所以吃瘦肉但不吃主食，這些人的理由是：既然要限制食物的整體熱量，那就不如將主食的熱量省下來換成肉類，一方面能解饞，另一方面因為肉類的蛋白質含量高，吃肉吸收的營養比吃主食還要多。

我們先說營養。在現今社會，很少人碰到缺乏營養的問題，已經無須為保證蛋白質的攝入量而去特意吃肉了，每天五十克的瘦肉就已經足夠。五十克的瘦肉是多少呢？把食指和中指伸出來並在一起，兩根手指的體積就是你每天應該吃的熟肉的量，而且最好是其中的紅肉（豬、牛、羊等）只佔三分一，剩下的三分二是白肉（魚、雞等），這個指標，只要是吃肉的人基本上都做不到，就算把主食全部停掉，你所吃的肉類仍舊會使你每天的熱量攝入超標。

更重要的是，主食的熱量只有同等重量肉類的一半，如果說長肉的話，吃肉肯定比吃主食長肉快得多。不僅如此，消化肉食所需的熱量遠遠高於消化主食所需的熱量。對此，營養學家曾經作了個比喻：如果靠吃肉而不是主食來給身體提供每天必需的能量，就等於把家裏的紅木家具燒了取暖，首先是造價昂貴，其次是紅木的結構太細密、太耐燒，不可能馬上轉化為熱量，這就意味着，靠吃肉提供能量是一件成本很高的事，這個成本主要是脾氣的消耗，因為脾氣負責消化和運化。很多總是食滯的孩子，長大後變成脾虛體質，原因就在於此，因為他們的脾氣總是處於超負荷運轉中，自然早早就耗虛了。

中國人以前很少患的胰腺癌、前列腺癌，近幾年的發病率在不斷提高，這兩種癌症以前多發生在肉奶消耗量最大的歐美，它的發生和食物中的高蛋白、高脂肪有直接關係。之所以現在的中國人沒能倖免，不僅是因為高蛋白、高脂肪飲食帶來的血脂和肥胖問題，還因為過食肉奶者的脾氣受傷了。原本可以靠脾氣監視，甚至清除的癌細胞，趁着脾氣虛伺機作亂，那些原本可以遠離我們的癌症，也就乘虛而入了。

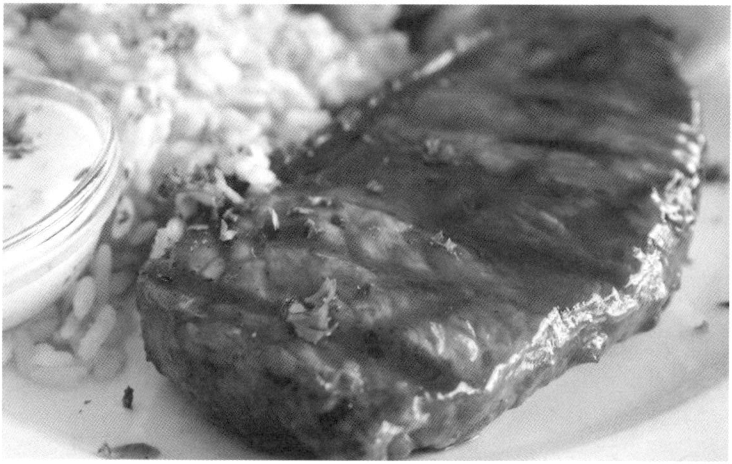

在歷代的醫書中，常有食五穀「令人不老」、「好顏色」的記載，這裏面暗含着一個被人們忽視或者誤解的內容：那時候的食品加工很不發達，人們就是靠簡單的人工碾壓技術使五穀完成最初級的脫粒、去殼等工序，所以那時候能「使人好顏色」的五穀肯定不是我們現在吃到的、經過多次加工的精米、精麵。那種粗糙五穀中的蛋白質所佔的比例，一定低於現在的五穀，也就是說，保證了古人的脾氣，令其「好顏色」的，其實不是五穀中的蛋白質，而是那些被我們去除掉的各種纖維素、微量元素、礦物質。或者更確切地說，真正有養生功效的就是「原裝」的五穀本身。

這也從另一個角度說明，我們要想維持健康、保證「好顏色」，蛋白質的攝取絕對不是愈多愈好。

至於水果、蔬菜，它們所含的熱量肯定比肉類、奶類低，但它們在對脾氣的呵護上遠不及糧食。《黃帝內經》中說「五果為助」、「五菜為充」，水果是輔助，蔬菜是補充，總之都不是主流，就是因為蔬果性質多偏涼，用它們做主食會傷脾。

健康小知識

西方人吃飯用刀叉，中國人吃飯用筷子，刀叉顯然是為吃肉準備的，而筷子更適合夾挑五穀。也就是說，在幾千年的飲食習慣中，中國人已經培養出最適合脾胃的五穀飲食，突然改吃大魚大肉，帶來的不僅是血脂高的問題，更嚴重的是對脾氣的傷害。

而「五穀」不僅性溫，對它們進行消化、吸收的成本也最低，這從醫生對糖尿病人的囑咐中就可以看出來：醫生不建議血糖高的人喝白米粥，因為一碗白米粥的升糖效果和一杯白糖水近似，醫生擔心糖尿病病人在喝完一碗白米粥之後，血糖的驟然升高會再次傷及胰島細胞。然而，這也透露出一個事實：「五穀」是最好吸收，也是最節約脾氣的。

隨着現代營養學的普及，人們開始意識到水果的重要，特別是很多人開始在早餐中加入水果，因為外國人就是這麼吃的。如果單純從營養學角度看，這是合乎科學的，但不能忽視的是，營養學是以西方人的體質為基礎而研究出來的，他們身體的能量比中國人充足，自然無須考慮身體對水果的接受度。對中國人而言，水果、蔬菜等性質偏涼的食物，不僅攝入的量要考慮，時間也需要考慮，早餐的時候吃水果並非人人皆宜，特別是原本就脾氣虛的人，大清早脾氣還沒有充盛，就要去消化涼性的食物，這對身體來說顯然是額外的負擔，食物的營養未必能被有效吸收。

如果按照子午流注的經脈值守理論，脾經值守是巳時，也就是上午的九點到十一點。這個時辰以後，脾氣才漸漸健運起來，所以，吃過午飯再吃水果顯然比早上吃更適合中國人的體質。事實上，很多人早上吃完水果之後並不舒服，覺得胃裏涼涼的，那是因為吃進去的「五穀」還不足以補益脾氣，脾氣就要「預支」掉自己的能量了。

多運動，可延後衰老

不少女性，特別是比較瘦弱、很安靜、少運動的女孩子，她們很多身體問題都是因為心臟功能的不強壯而引致的，比如手腳冰涼、血壓低，或者在夏天突然站起來，甚至還容易昏倒。

在醫學上，有個測試自己心肺功能的簡單辦法，就是看看自己能不能一口氣爬上三層樓。正常情況下，你應該可以不用休息，上到三層時也不會喘不過氣來。如果你原本有肺病、肺源性心臟病，在最近一段時間裏，原本能平穩上三層，現在需要歇兩歇，那就要注意了，可能是心肺功能減弱的信號，需要到醫院做更精確的心肺功能檢查。

測試結果偏偏發現很多年紀輕輕、沒有心肺疾患的女孩子出了問題。她們說樓梯爬到一半就需要歇一歇，問我是不是自己的心肺功能出了問題。我的回答是，不是突然出了問題，而是她們的心肺功能因為缺乏運動鍛煉而虛弱，雖然不像肺心病病人那樣因為病情變化需要接受治療，但她們的身體能夠享受的血液供應，在某種程度上和一個心肺功能低下者已經沒甚麼兩樣，手腳冰涼、疲勞、精力不足、到了下午就無精打采等症狀，她們都難以倖免。

而且，女孩子最關心的皮膚美容問題，也會因此受到影響，因為血液無力供應的不僅是內臟，還有皮膚，要知道皮膚是人體最大的器官，它的營養需要充足的血液來支持。

想要改善這種心臟無力的狀態其實很簡單，就是運動，使總是安靜的心臟激烈地跳起來，使心臟的肌肉得到開發。跳到甚麼程度呢？至少要感到身體發熱，皮膚有潮濕感、變得紅潤，這才是血液運行加快、心臟搏動增強、血液中的營養被帶到全身的標誌。要達到這樣的鍛煉效果至少要慢跑，心率要在原來的基礎上增加三至五成。也就是說，如果你平時每分鐘心跳八十次的話，鍛煉過程中，甚至在鍛煉停止之後的五、六分鐘裏，心跳每分鐘仍舊要跳一百至一百二十次。如果你從來不鍛煉，需要有個循序漸進的過程，可以從每分鐘一百次逐漸提高到一百二十次，只要你沒有先天性心臟病，這樣的鍛煉強度對一個年輕女孩子來說，完全可以接受。

這樣的運動堅持一個月，心肺功能的改善就可以初見端倪，但只要停下來，一個月後，你又會回到原來的狀態，所以這樣的運動必須堅持。

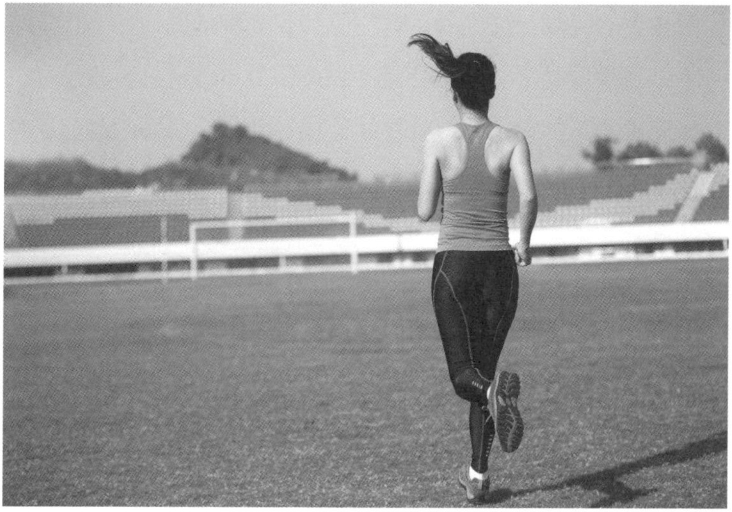

養生小見聞

我見過一個病人，男性，是個典型的白面書生，他從來不抽煙，也很少運動。有一次去西藏，大家都擔心他熬不住，結果他從西藏安全地回來了，之後他對自己的身體信心大增，因為他是同行中唯一一個沒有甚麼高原反應的。其他平時生龍活虎的人，要麼頭痛欲裂，要麼吐得直不起腰，有的人甚至必須背上氧氣袋才能堅持下來，只有他和在平原時沒甚麼區別。

但是，他的這種狀態並沒有得到醫生的認可。醫生告訴他這種「正常」是因為他的心臟功能一直都不是很強壯，已經使他在缺氧的環境中習慣了，就算到了氧氣稀薄的高原，他也能承受那裏的缺氧狀態。換句話說，他在過去的幾十年中，幾乎沒過過不缺氧的日子。他這才想起以前身體檢查的時候，醫生看了他的心肺X光片後問他：「你是不是很少運動？」他當時還不知道醫生這個準確結論是從何而來的。其實，醫生就是從他比其他人小很多的心臟影像中得知的，他的心臟因為缺少鍛煉而肌肉不發達，心臟比其他人的小。而他習慣了的缺氧狀態其實就是心臟小、心臟功能長期不「稱職」的標誌。

別讓自己死於陽虛

有的人可能很年輕就已經出現冠狀動脈供血不足的症狀，稍做運動就會心絞痛。這些人和那些因為血脂很高、血管嚴重硬化的人所患的心絞痛有所不同，後者是因為確實有斑塊堵在冠狀動脈，血流不過去，引起心肌缺血而導致心絞痛。而平時很注意飲食，油膩的、甜的，一切可以導致血脂高、血管硬化的食物都不敢碰的女性，卻仍舊沒躲過心絞痛的厄運，就是因為陽虛。

人上了年紀，血管難免會有局部的阻塞，但如果換個心臟泵血能力強的，這點堵塞可以通過血流沖過去。但她們本身是「陽虛女」，已經很虛弱的血流可能被微小的斑塊攔住，導致供血不足，所以她們會比其他人更容易出現心絞痛。

你去問這類人的生活習慣，她們肯定是好靜的，喜歡「宅」在家裏，很少運動，她們本身就胸陽不足，又沒有振奮胸陽的機會，所以很可能和乳腺癌是同一群罹患者。

女人其實擁有得天獨厚的條件，她們因為有雌激素的保護，血管不會像男性那樣容易因為血脂高而變得狹窄，血管壁也會因為雌激素的存在而推遲硬化，所以她們要比男性少罹患冠心病、高血壓等致命疾病。但是，這個「特權」會止於更年期，一旦月經停止，進入更年期，雌激素分泌減少甚至停止，它就再沒能力保護女人了，女人罹患很多疾病的概率就與男性沒有差異了，最典型的就是心腦血管疾病。

除了心臟問題，也可能出現中風，這是腦血管出了問題的表現。只是陽虛女得的中風不同於那些脾氣暴躁、身強力壯的男性得的中風，後者的中風往往因為腦出血，因為血壓太高、血管破裂導致。這些氣虛女性的中風，一般都是缺血性的，用西醫的話講就是腦血栓、缺血性腦中風，而且這類中風容易出現在夏天，因為天熱的時候，血管擴張了，出汗多，血液會變得黏稠，而她們本身就不高的血壓再次降低，大腦就因為缺血而導致中風。

所以，如果在更年期到來前，你是個心氣虛、脾氣虛的人，最多就是覺得容易疲勞，話說多了有氣無力，人家可以一口氣爬上六樓，你上到三樓就開始喘，跑幾步就心跳加速，但這時候你就要意識到，這是心肺功能不足的標誌。像西洋參、黃芪這類補氣的藥物可以常吃，西洋參可以泡茶，每天十克，黃芪可以和紅棗一起煎湯，黃芪十五克，紅棗五至六枚，稍微煎一下，便於有效成分的析出，然後一天都喝它泡的水，這樣可以幫助血液流動，避免它們被微小的阻力擋住。心肺功能不足的問題，年輕的時候就應該重視，而不要等到更年期之後，因為那時候已經雪上加霜了。

當你已經被冠心病找上門，而又屬於氣虛、陽虛體質的人，那治療的方式就不能單純地活血化瘀了，還要增加心臟的泵血能力，才能使血液順利地通過冠狀動脈。如果是用中藥調養，一定要補氣，可以用黃芪十五克煎湯後泡茶，送服常用的活血化瘀藥物，比如「丹參滴丸」等，畢竟陽虛人的血栓不是單純的血液問題，還有血液鼓動無力的問題，而黃芪解決的就是後面的問題。否則即便是血栓被化開了，血還是沒勁流過去，症狀還是得不到改善。

陽虛徵兆必須重視

不少女孩子只要喝點水就要小便，而且每次尿量都不少，小便的顏色卻很淡，中醫形容這種情況是「小便清長」。

同時她們還有一個問題，就是怎麼喝也覺得渴，這讓她們很矛盾，喝了就尿，不喝又渴。為甚麼會如此呢？一句話：火力不足，還是陽虛。

雖然人體百分之七十都是水，但真能被人體利用的水絕對不是死水，而是必須像雲霧一樣，是可以蒸化的水。你可以看看自然界，凡是植被茂盛、綠樹成蔭的地方，水分一定充足，但這種充足絕對不是發了洪水的那種充足，而是空氣中的濕度很高，這樣植被才能茂盛。

人體用水時必須有把水「煮」開的火力，使水變成可以蒸騰的「雲霧」，否則就像一個鍋裏面雖然裝滿了水，但下面的爐灶沒有火，或者雖然有，但火力不旺，半死不活的，那麼鍋裏的水就很難蒸騰為水蒸氣、雲霧，雖然有水，但是不能為身體所用。很多身體很弱的女孩子就像火力不旺的鍋，身體裏不是沒水，而是有水但不能為身體所用。

仔細觀察一下這種人，還會發現她們雖然想喝水，但一般對冰水很抗拒，至少想喝溫水的時候要比想喝冰水的時候多。為甚麼？還是因為火力不足，人體本能地尋找溫熱的東西。

中藥店裏有種成藥大家並不太熟悉，但非常適合氣虛、陽虛女性服用，叫「五苓散」（參考 p.28），這是醫聖張仲景寫在他的《傷寒論》中的經典名方，至今已經使用了一千八百多年。這個藥方的組成很簡單，僅有豬苓、澤瀉、白朮、茯苓、桂枝這五味藥，價格也不貴，因為當中沒有值錢的藥。但是，如果只按中成藥上的說明書使用這方藥，肯定就埋沒了這個經典藥方的精華，因為說明書上只寫着：「用於膀胱氣化不利，水濕內聚引起的小便不利，水腫腹脹，嘔逆洩瀉，渴不思飲。」看上去就是個能治口渴、能利尿的藥，似乎和喝水之後就要小便有些矛盾，事實上，機制是一樣的，無論是飲水不解口渴，還是飲水後很快排尿，都說明身體沒有利用水的能力，這就是說明書中的「氣化不利」。

方子裏的桂枝能溫通陽氣，類似在裝了水的鍋底加火，幫助水蒸發起來。茯苓、豬苓、澤瀉則利水，喝了過多又排不出去的水停在體內，會抑制陽氣的升發。溫陽和利水兼顧，渴就能止住，小便多的問題也就能解決。

我有一個研究《傷寒論》的同學，到非洲去做愛滋病的中藥研究，當地缺醫少藥，去那裏的中國醫生都是全科的，甚麼病都要看。有一天，他們那兒來了個得尿崩症的非洲胖女人，每天要去幾十次廁所，而且每次小便的量都不少。按照西醫學

養生小見聞

我見過一個病例，是個高熱不退的老幹部，體溫持續在攝氏三十八度左右，連續數天，人都被折磨得變形了。西醫給他用了很多抗生素、退熱藥，都沒用。找中醫開了很多清熱藥，但體溫就是退不下來。最後，他找到一個名中醫，名中醫進到他屋子裏的時候，老幹部正在喝水，他從暖壺裏倒出水來直接就喝下去。名醫以為暖壺不保溫，就過去摸了一下，原來那是一杯很熱的水，病人居然能直接喝下去！就這一個舉動讓這個名醫為病人的高熱定了性——他的高燒不是因為有內熱，所以絕對不能用清熱去火的藥，他能把熱水喝下去，這就證明他的高燒是因為內裏有大寒。於是，名醫將溫陽的大熱藥——附子作為君藥開給病人。

當時還有其他醫生在場，他們很擔心，因為誰都知道，附子很容易上火，稍微健壯的人吃了就會流鼻血、口乾舌燥，但恰恰是這個方子讓病人的高熱退下去。

這個例子足以說明，一個人內裏有寒的時候，他會本能地選擇溫熱的食物、飲料。如果你是個喝了水後很快就要解小便的人，而且還喜歡喝溫水，甚至熱水，這就說明你的火力已經到了需要振奮的時候。雖然不至於用附子那麼猛的熱藥，但在飲食中增加溫熱的食物或者一些比較緩和、溫補的藥物是必需的。

的理論，尿崩症是因為大腦的垂體出了問題，治起來很棘手。如果是中醫，一般都會用酸收的辦法止尿，所以她也吃過用金櫻子、覆盆子組成的藥，以及「五子衍宗丸」，這些藥都是中醫用來治遺尿的，但是這個胖女人吃完這些藥後都不見效。

患有尿崩症的人，小便比重（尿液中所含溶質濃度）比正常人輕。好像氣虛人的出血，血色很淡，這顯然都是因為身體虛，得補，所以僅僅用收澀的藥顯然是不夠的。

我這個同學就給這個胖女人開了「五苓散」。旁邊的人一看方子就嚇一跳：還敢用利尿藥？現在都已經一天幾十次小便了，吃了豬苓、茯苓、澤瀉之類的利尿藥，還站得起來嗎？但是，這個病人吃了兩天「五苓散」之後，小便就真的少了。再吃，排尿也正常了。眾人很驚奇，誰也沒想到利尿藥居然把尿給止住了！其實原因很簡單，這個非洲女人雖然很胖，但體質和那些喝了水就要解小便的中國女孩很像，都是無力蒸化水液，而「五苓散」中的桂枝就助燃了她虛弱的陽氣，所以那些喝了水就要解小便的女孩子也可以試試。

五子衍宗丸

功能主治	·益腎填精
適用症狀	·遺尿
主要成分	·枸杞子、菟絲子、覆盆子、五味子、車前子

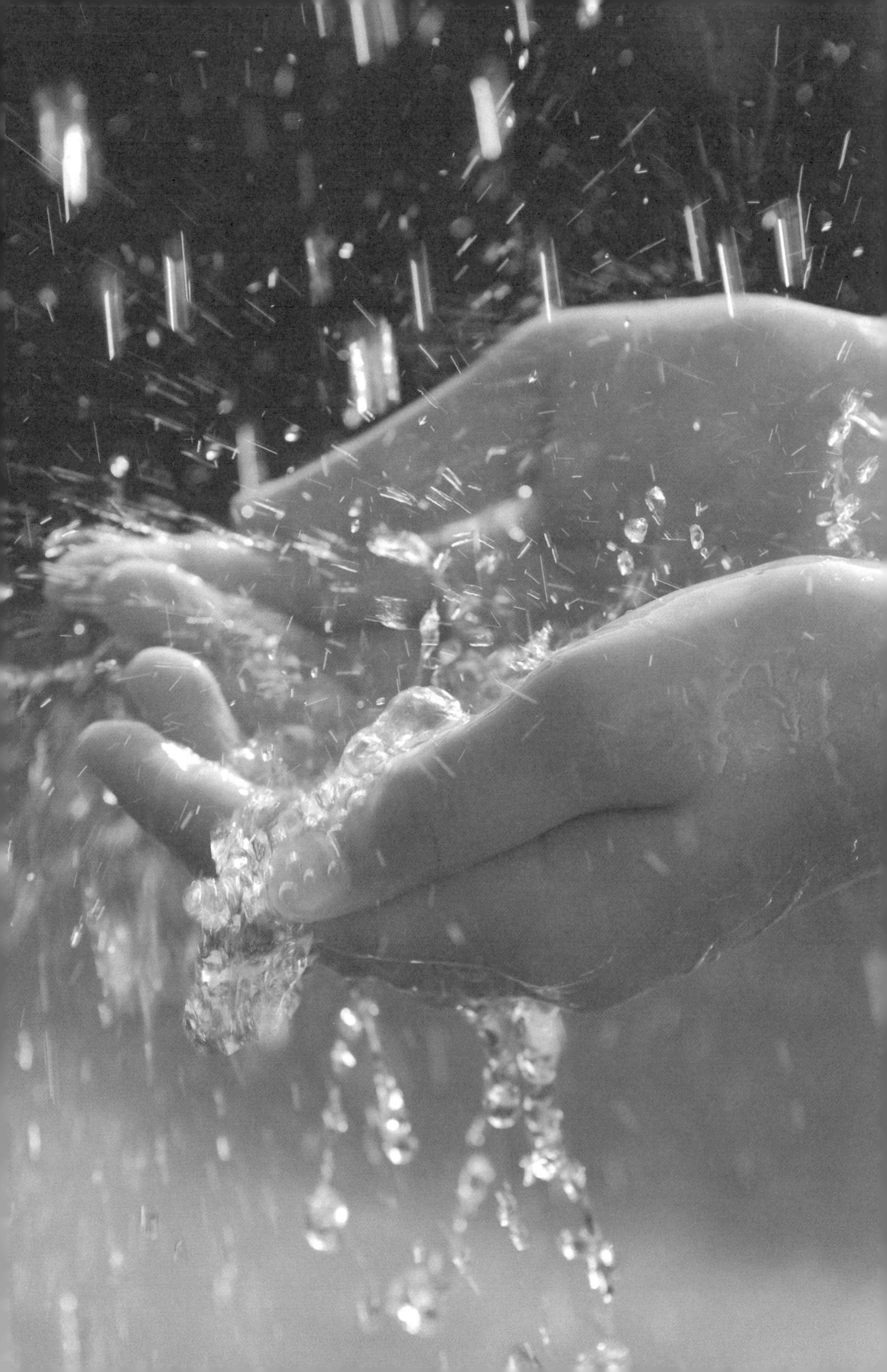

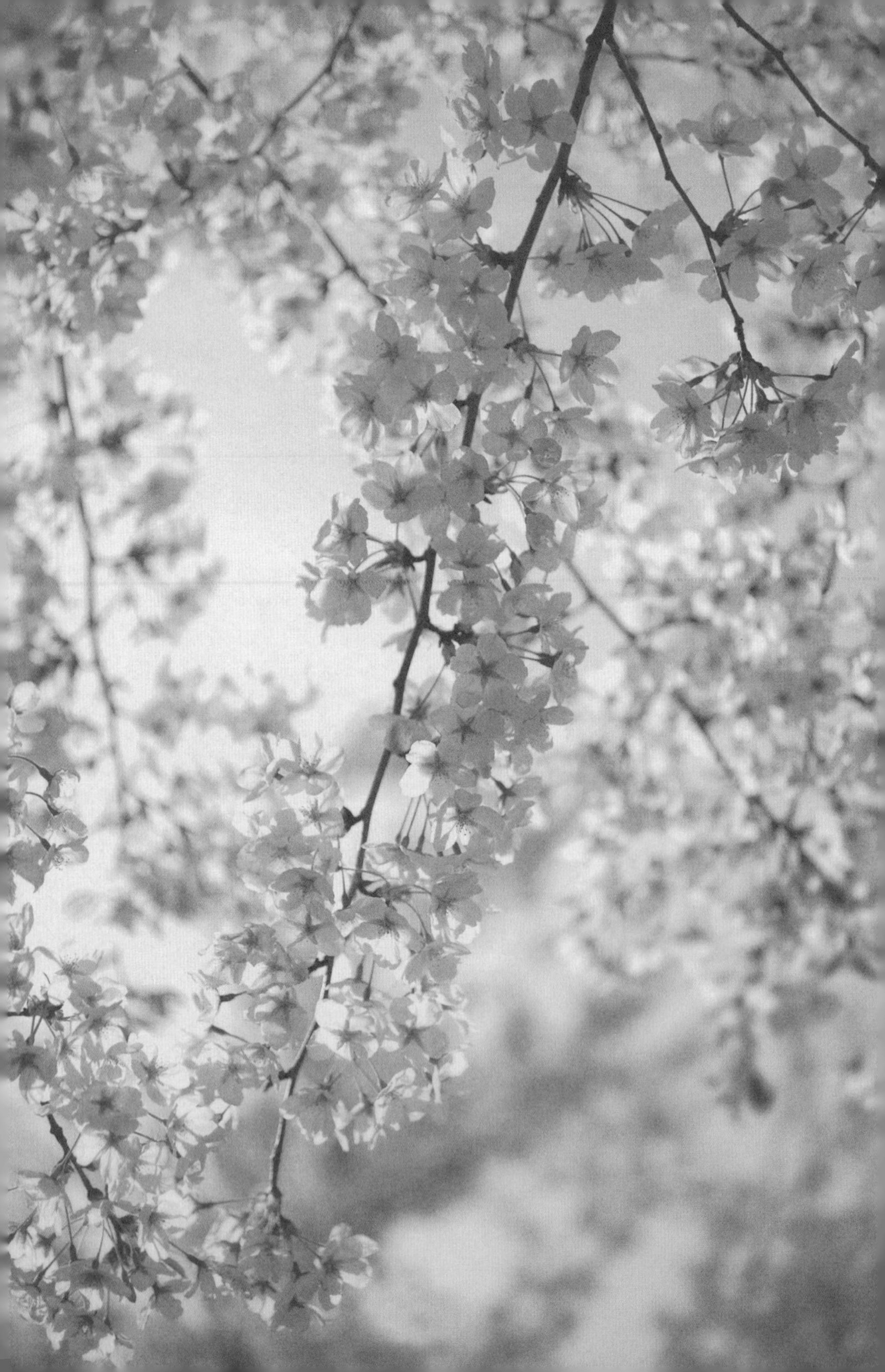

養顏保青春，一字記曰「通」！

「脾氣虛的女人老得快」，那是不是意味着女人變老或者健康出問題僅僅是因為虛呢？顯然不是，對女人來說，虛的同時還有一個「不通」的問題：可能是因為虛而不通，或者因為不通而虛。但不管是因還是果，「不通」都是女性養生的大忌，只有保持一個「通」字，氣血才得以運行，臟腑器官的功能才能保持，否則就會出現瘀血或者鬱滯，前者是有形的不通，後者是無形的不通，兩者都與脾氣虛有關。

脾虛致「濕」，不通則醜！

「濕」從何來？

很多女人去看中醫，都會被告知「濕重」，但她們不理解「濕」從何而來。

濕的三大因素

一、 吃了過多的油膩食物，消化不了，堆積成濕；

二、 本身消化能力不足，吃一點油膩食物就膩住；

三、 受環境、季節因素的影響。比如夏天，很多人體內都會有濕，身體會變得很重、很懶。

這三種症狀歸根結底都和脾氣有關係，「濕重」是標，「脾氣虛」是本。

中醫說的脾，是負責運轉的，任何代謝產物的排除都要借助脾氣的力量。脾氣一虛，廢物就要豬留體內。廢物是甚麼呢？可以是多餘的脂肪，也可以是異常的分泌物、排洩物。

肥胖的人很容易被中醫辨證為濕重，而且有很多人看似壯實，實為虛寒。特別是肚子上脂肪愈來愈多、「士啤軚」愈來愈大的人，更不能忽略他們體質的寒性。你如果去摸這種胖人，他們的皮膚一般都是涼的。為甚麼會這樣？就是因為他們的身體知道缺少陽氣，本能地增多脂肪，以起保溫作用，把火力留在體內，避免體內已經不多的火力再散發出去。胖人身上的脂肪起的也是這個作用，所以也就有「胖人多陽虛，而瘦人多陰虛」的理論，而且往往愈胖愈虛，愈虛愈胖，形成惡性循環。而胖人的正確減肥方式應該是溫化寒濕，「溫」是增加代謝脂肪的能力，「寒濕」就是指那些不該積存在體內的脂肪。

另外，人上了年紀，總是不知不覺地痰多了，口水也多了，即便以前沒有咳嗽的毛病，肺也正常，但在早上起來的時候或多或少地要咳嗽幾聲，把肺裏的痰吐出來才舒服，而且痰、鼻涕、口水雖然多，但顏色都是白的，質地都偏稀，這也是火力不夠、脾氣虛，不能蒸化水液、不能將代謝廢物排出體外的結果。如果去看中醫，醫生肯定會開溫性藥來幫助他們化痰。

還有一種人體內有濕是因為肝鬱引起的，即跟情緒有關，比如之前很長時間心情不舒暢，導致肝氣鬱結，日子久了就會剋伐到脾氣。脾氣一虛，濕邪就容易內停。與男性相比，女性

養生小見聞

我有個同事的孩子，很愛睡覺，也是因為濕重。這孩子之所以濕重，首先可能是先天的脾胃不是很強，而家長可能沒在飲食上加以注意，因而傷了他的脾氣。脾氣有消化食物、吸收營養、排出糟粕的能力，如果這種能力下降了，營養吸收不了的同時，糟粕也排不出去，留在體內就成濕。帶着這些廢物，身體自然就覺得疲勞了，所以小小的年紀就容易犯睏。

較容易出現肝鬱問題，從這個角度上說，她們比男性容易脾虛，也就容易出現濕重的問題。

被濕邪擊中的典型症狀是：身體總覺得疲勞，但這種疲勞不是因為哪裏痠痛，而是覺得身體發沉、發重，頭也昏昏的，雖然不痛，但是頭腦不清醒；皮膚上會有濕疹，胃口也不好，吃甚麼都覺得沒味道，嘴裏發黏；舌頭伸出來時，你會發現舌質很胖，顏色偏淡。症狀嚴重的，舌頭邊上會有齒痕，甚至小裙子似的（這稱為「裙邊舌」），這就是比較嚴重的脾虛濕困了。

鑑於此，要想祛濕，你首先得健脾補氣，幾乎所有健脾補氣的藥都能間接地祛濕。你還可以到中藥店買中成藥，比如「參苓白朮丸」，這是補脾氣的好藥，性質很平和，可以長期吃來緩慢地改善脾虛濕重的體質，裏面的人參、白朮、茯苓可以健脾，還能利濕。

除了用藥物調養，也可以食療健脾。很多健脾藥都是藥食同源的，比如山藥、薏苡仁、芡實、白扁豆、荷梗等，與大米一同熬粥，是很好的健脾利濕食療方。

健康小知識

如果疲勞連帶痠痛的話，可能是有血虛、血不養筋的問題。比如很多女孩子會在月經之後覺得膝蓋痠、累，好像爬過一座高山似的，那是因為本身就有血虛問題。經期失血之後，血虛更嚴重，不能榮養筋脈，所以她會覺得膝蓋痠。

健脾利濕粥

材料	·山藥、芡實、白扁豆、荷梗各 10 克，薏苡仁約 30 克，大米適量
做法	1. 將薏苡仁、芡實、白扁豆浸泡半天，放在高壓鍋中，加點大米。 2. 熬煮到前三味八成熟時，將山藥切成小丁，與荷梗一起加進去，至山藥綿軟即可。一周至少喝五次，症狀改善後酌減為每周喝兩三次。
注意事項	1. 白扁豆不是我們做菜時吃的扁豆，而是專門的藥用植物，和扁豆的味道差很遠，中藥店裏可以買到； 2. 山藥可以用新鮮的，也可以用乾的。

乾隆是中國歷史上少有的長壽皇帝，活到八十九歲，他非常注重養生，特別是晚年，尤其注意養脾氣。他自己創造了一種「八珍糕」，當中的黨參、茯苓、陳皮、山藥、白朮、薏苡仁、芡實、扁豆、蓮子、糯米，都有健脾的作用。如果我們現在仿效，可以將上述材料各取六十克，以及白糖適量，一起研成細粉，和白米粉攪勻後蒸糕，最好加點泡打粉，約蒸二十分鐘，切成每塊十五克重即成，每天吃一至兩塊。乾隆皇帝就是每天晚飯後，用這個當點心。這些食材可以用來蒸成糕，也可以打碎之後熬成粥。只要堅持吃，都能收很好的健脾之效。

藥材小解說	
黨參	為桔梗科植物黨參的根，味甘，性平，歸脾、肺經，有補中益氣、健脾益肺等功效。
薏苡仁	為禾本科植物薏苡的成熟種仁，味甘、淡，性微寒，歸脾、胃、肺經，有健脾滲濕、除痹止瀉等功效。
芡實	為睡蓮科植物芡的成熟種仁，味甘、澀，性平，歸脾、腎經，有補中益氣、提神強志、使人耳目聰明等功效。

不想樣殘，快快祛濕！

我身邊有很多時常抱怨疲勞的人，他們對我說，為了解決疲勞的問題，他們經常找補品吃。如果是女性，一般會吃阿膠、海參，甚至冬蟲夏草，但沒覺得疲勞有所緩解。因此，常有人問我，是補的力量不夠嗎？

是不是因為補的力量不夠，首先要看看你的疲勞是不是因為虛引起的，你是不是應該補。

怎麼知道呢？最簡單的辦法就是看舌苔。

舌苔就是舌頭上附着的一層類似苔蘚的東西，正常情況下，舌苔應該是薄白的，不能厚，不能膩，但也不能沒有。沒有舌苔，可以直接看到舌面，而且舌面還偏紅，甚至有裂痕，往往都是陰虛了，這狀況可能是剛剛高熱過後，或是正處於重病之後的恢復期，是胃陰受傷的標誌。這時候胃口不會好，肯定甚麼都不想吃。但一旦舌頭上長了一層薄薄的舌苔，胃口就會逐漸好轉，用中醫的話說，這就是有胃氣、有消化能力了。

但如果舌苔很厚、很膩，就說明你的消化系統裏，甚至是身體裏有沒被排出去的「廢物」，中醫將膩苔視為體內有濕的標誌。一旦濕把通道堵塞了，身體的功能不能正常發揮，人就會覺得疲勞，這種人不能補，相反必須用通法，讓濕邪排出的道路暢通了，即便不用補藥，人也會有精神了。

之所以把它叫作「濕」，是因為中醫發現這種病狀和濕的特性很像——濕的東西都是黏滯的，黏在那裏不容易去掉。這是中醫「取類比象」的特點。

養生小見聞

我有個同事的女兒，才三四歲，這個年紀的孩子一般都靜不下來，要他們睡個午覺可困難。但這個女孩卻恰恰相反，十分愛睡覺，就算醒着時也總是安靜地待着，很乖，好像沒力氣耍樂似的。這個孩子除了從小胃口就不好外，並沒有其他疾病。那是甚麼原因讓她這麼文靜、愛睡覺呢？其實也是濕，這孩子舌苔總是很厚、很膩，這就證明她的乖、愛睡覺，其實都是被濕邪困住了的標誌。

如果你本身體內就有濕，舌苔很厚、很膩，再吃阿膠這類補品，不僅不會減輕疲勞，你的祛濕之路還會變得更長，治療起來就更複雜。

所以，你在進補之前一定要看舌苔，舌苔膩的時候先要「清掃內在環境」，最簡單的辦法是到中藥店買「二陳丸」，這種藥很簡單，裏面只有半夏、陳皮、茯苓、甘草四味藥，卻是很好的身體「清道夫」，能有效祛濕。一般情況下，吃兩三天，舌苔的厚膩就會減輕，甚至恢復到正常薄白苔，這個時候再考慮吃阿膠之類的補藥。有的人一旦舌苔變得乾淨了，就會覺得體力也好了很多，身體輕快了，不用吃補藥就有進補的效果，其實就是因為阻礙氣力的濕邪祛除了，身體恢復到了自然狀態。

藥材小解說	
甘草	為豆科植物甘草的根及根莖，味甘，性平，歸心、肺、脾、胃經，有清熱解毒、祛痰止咳等功效。

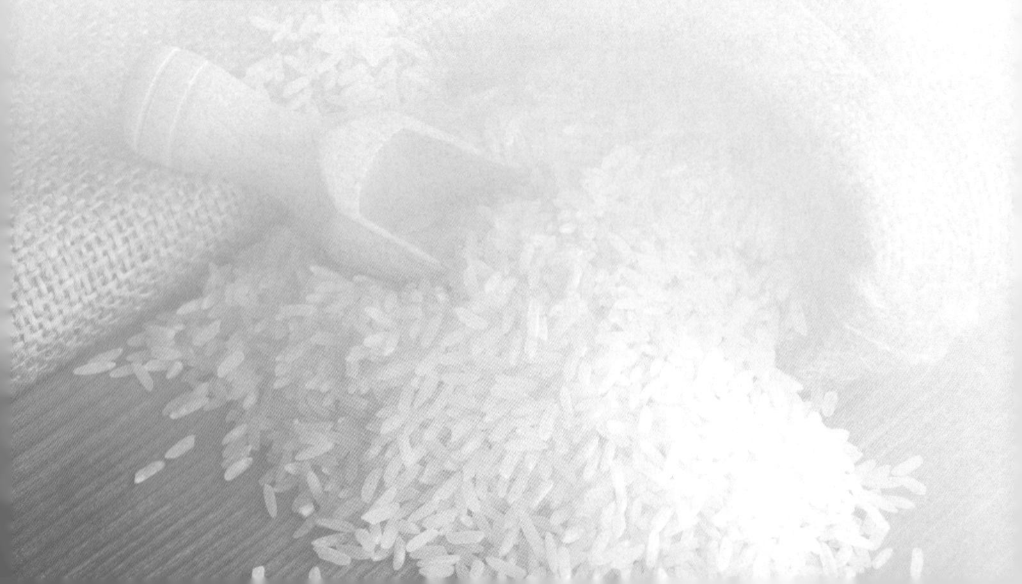

還有一種情況是吃了油膩的東西之後，覺得胃裏的食物停在原地不動（這是很多人跟我描述他們的症狀時說的）。一般都是先吃了烤鴨或者涮羊肉，後來又吃冰淇淋，或者喝了凍可樂，結果胃就不動了，自己都能覺得吃進去的食物停在胃裏，打出來的嗝都帶着腐食的氣味。再看舌苔，肯定很厚、很膩，這是因為寒濕傷了脾，脾無力運化了，這種情況下，你可以吃點比「二陳丸」性質更溫的藥物，因為這種濕是寒濕。比如說可以用「藿香正氣水」，就是我們在夏天中暑時喝的那種像酒一樣辛辣的藥，它對祛寒濕非常有效，絕對不僅能用在夏天中暑這種情況。因為其中的藥物性質偏溫、氣味芳香的居多，中醫形象地描述說，它可以蒸發掉寒濕。而且一定要喝「藿香正氣水」，而不是吃「藿香正氣膠囊」，「水」是乙醇提取的，酒的溫性可以幫助祛濕。「膠囊」雖然易於食用，但效果則大打折扣。吃到舌苔變薄，胃裏開始活動，打嗝的味道減輕了，就可以停藥，這時候寒濕已經祛了。

過敏皆因濕引起

大多數人對過敏的了解可能只局限於過敏性哮喘、藥物過敏。對致敏源的了解可能也局限在藥物、蟎蟲、塵埃或者魚蝦之類的海產品。但我見過最意想不到的過敏源，居然是小麥和豬肉。

這個女孩子來自北京，她從小就對牛奶過敏，臉上常年長着濕疹。後來到另一個城市上大學，過敏立即變得嚴重，整張臉腫得面目全非。她很奇怪，因為知道自己過敏，不敢吃海鮮，也沒喝牛奶，這麼嚴重的過敏從何而來？回北京一檢查後才發現，原來她還對小麥和豬肉嚴重過敏，她現在的過敏實際上源自每天都要吃的食物。她在戒掉了豬肉和小麥之後，過敏一下子就好了。

為甚麼從小就吃的食物也會引起過敏呢？這是一種「累積效應」。首先，她是過敏體質，因此從小就長濕疹。過敏體質的人會對很多東西過敏，當每種過敏的效果累積到一定程度，而免疫力又敏感到一定程度時，過敏就要爆發。「和平時期」可以吃的小麥和豬肉，在這個特殊時期也加入到了過敏源的行列，過敏反應就變得特別嚴重。很多人突然在一個時期對某種以前習以為常的東西過敏，而且症狀嚴重，就是基於這個原理。

現在容易過敏的人愈來愈多，這與我們生活環境從過去的農業化，轉變為現在的工業化有很大關係，那些曾經和我們朝夕相處的微生物、我們眼中「不衛生」的東西都消失了，環境變得「衛生」，過敏卻是在這種相對乾淨的環境中產生的。因為乾淨，因為可以從小鍛煉我們免疫系統的「髒東西」愈來愈少，我們的免疫系統變得少見多怪起來，一遇到異物就反應過度，過敏由此產生。

所以，有專家曾經提出，要想孩子長大後不過敏，最好在家裏養頭牛。為甚麼？因為與牛共處的環境肯定不衛生、不乾淨，牛的身上帶有各種細菌，但人體的免疫系統卻可以在那樣的「髒環境」中「增長見識」，長大以後就不再少見多怪，對所有未曾謀面的東西過敏了。其實這種讓免疫系統增長見識的辦法就是對脾氣的鍛煉，因為中醫說的脾氣包括我們身體裏的免疫系統。一個脾氣不虛的人，免疫系統的功能肯定正常，既不會因為免疫力過低而容易感染，也不會因為免疫力過高而過敏，所以過敏者其實也是一種脾氣失調的狀態。

西醫概念中的過敏，很容易和中醫的「濕」拉上關係。因為中醫的「濕」可以是外來的，也可以是內生的。如果長期生活在潮濕的環境中，又沒有採取很好的應對措施，外濕就會入裏化為內濕。與此同理，比如喝了牛奶之後，過敏患者的免疫系統就將牛奶視為敵人，兩者糾纏、打鬥，那些長在臉上的濕疹、皮癬就是除之產生的「免疫複合物」引起的。這些濕疹、皮癬很麻煩，和中醫說的濕邪一樣，難以在短時間內祛除，會長時間沉積在體內，不僅僅表現在皮膚上，還有呼吸系統、免疫系統等，病情會因此變得很複雜。

養生小見聞

我有個侄子在美國出生，三四歲的時候，他媽媽發現只要他一發熱，晚上就會大哭大鬧，嚴重時更會像發瘋一樣在屋內亂跑，像夢遊但更瘋狂。長大一點後，他能表達每次發熱的時候都不敢睡覺，只要一睡覺就做很可怕的夢，他是因為這些夢才嚇得在屋內亂跑的。這個症狀說給美國的醫生聽，馬上被懷疑是大腦的問題，類似癲癇發作。

他的父母很害怕，諮詢中國的醫生。我認識衛生部中日友好醫院的許鵬飛醫生，他一聽就說，別緊張，很可能是過敏。他讓孩子吃了幾天抗過敏的藥，發熱晚上大哭大鬧的症狀居然真的好了。

許醫生分析說，這個孩子的奇怪病症就是因為過敏。過敏導致的鼻黏膜水腫在發熱的時候加重，晚上睡覺的時候，鼻子呼吸就不通暢，甚至影響了大腦的供氧。孩子是因為腦缺氧而做夢、大哭大鬧的。

孩子的父母這才回想起來，他們家裏有個魚缸，每次這個孩子走到魚缸邊時都要打噴嚏。而且每天晚上洗澡的時候，孩子都要擤出大量的鼻涕，這些看上去不相關的症狀其實早就提示着他過敏。魚缸周邊的環境很潮濕，黴菌最愛滋生，孩子可能是對真菌過敏。大量的鼻涕就是過敏導致鼻黏膜水腫的產物。

因為過敏導致的「免疫複合物」不可能很快清除，它們存留在體內就是中醫所說的「內生的濕」。這個孩子的大量鼻涕、咳嗽時的痰，還有長濕疹時出現的分泌物，都符合中醫裏說的濕的特點，所以中醫的利濕方式其實就是促進過敏源和免疫複合物的排出。

前面說的由健脾藥物組成的「山藥粥」（參考 p.91）也適合這類人食用，因為他們不僅要利濕，還要健脾。脾與免疫系統的功能相關，脾氣強健了，免疫系統就能發揮正常功能，不僅可以提高免疫力，像過敏這種免疫力過強、反應過強的問題也在脾氣的調節範圍之內。

藥材小解說

山藥	為薯蕷科植物薯蕷的塊根，味甘，性平，歸脾、肺、腎經，有補脾養胃、生津益肺、補腎澀精等功效。

另外，我這裏還有一個利濕的方子，容易過敏者也可以用，就是我們常吃的「冬瓜薏仁湯」。冬瓜和薏苡仁都有利濕的作用，對過敏人來說，這道湯就是幫助他們排出體內還在產生過敏的物質。

冬瓜薏仁湯

材料	· 薏苡仁 50 克，冬瓜 1,000 克，肉湯 / 雞湯適量
做法	· 將冬瓜切片後和薏苡仁一起煮，煮到瓜爛米熟，調味即可。

無力排便，體內便會積毒素

大便的通暢很重要，但女性便秘愈來愈常見，年齡也從老年人提前到年輕人。但細問這些便秘者，她們經常說不是因為大便乾燥，而是因為沒力氣排出。這就是最常在女性身上出現的「無力性便秘」，是文明病的一種，也是女性通道不通的另一種形式。

這個問題之所以出現，首先是因為腸蠕動不力，或者排便反射減弱，還有就是長期依賴輕瀉劑，使直腸對糞便存在的敏感性降低，因此排便次數減少。

如果做直腸檢查，能夠發現其實她們的腸道壺腹部充滿了糞便，但病人卻毫無便意，而且即使用力也不能有效地排便。如果再用造影劑顯影，還會發現其結腸不僅變長，而且容積也有所擴大，通俗地說，就是腸道麻木了。

這種情況和女性本身的體質有關係，可能她本身就是脾氣虛。脾主肌肉，所以只要脾氣虛，全身的肌肉（包括胃腸道的肌肉）都乏力，比如過去常見的胃下垂，患者都是瘦瘦的、手無縛雞之力，這些都是很典型的脾氣虛症狀。這種人要麼便秘，要麼動不動腹瀉，都是因為腸道的肌肉失調，或推不出糞便，或留不住糞便。前者較常見，加上現代人運動的機會很少，協助推動腸道的外力也就不足，只憑藉它自身微薄的肌力，自然會產生「無力性便秘」。

這種情況一旦產生，便意就少了，而很少有人能在沒有便意的時候堅持按時排便。久而久之，排便的反射就減弱，用進廢退，時間久了，就會進入便秘的惡性循環。女人一般擔心便秘會導致毒素積聚在體內影響美容，於是急於吃能迅速通便的藥物，而刺激性瀉藥最能滿足便秘者的需求。

像大黃、番瀉葉之類都是刺激性瀉藥，這些瀉藥有個特點，就是很快就引起身體對它的依賴，今天吃兩粒可以排便，下周就要增加到三四粒，只有不斷增加劑量才能保證它對腸道的刺激。這樣下去，腸道很快降低對糞便的敏感性，不依賴刺激性瀉藥就無法產生便意。你只能不斷加量，而腸道的敏感性也在加量中再次降低，這種情形是現在大多數女性便秘者的便秘歷程。

事情發展到這一步，首先就是要停用所有速效的通便藥，改用能增加腸道蠕動能力的藥物，這就是補氣藥，因為在中醫裏，無力性便秘就是氣虛性便秘，是脾氣虛導致的，所以要補氣以通便。

有個方子很適合治療無力導致的便秘：生白朮三十克，當歸十克，升麻三克。

注意，一定是生白朮！如果要到中藥店抓藥，一定要對售貨員明示，因為白朮確實有健脾的功能，但在健脾的同時，又能很快通便的只有生白朮，如果換成炒的，效果就大減了。之所以用升麻，是因為它入肺經，在通便的時候用一味宣肺的藥，有「提壺揭蓋」的效果。

所謂的「提壺揭蓋」，是治療法則之一，原理就如我們用茶壺倒水的時候，茶壺愈滿，水愈倒不出來，這時只要把壺蓋打開，水就能流出。很多茶壺蓋上有個小洞，也是為了起到揭蓋的效果，讓空氣能進來，把水壓出去。

中醫講，肺與大腸相表裏，通便的時候用宣肺的藥就相當於倒水時把壺蓋揭開。有經驗的中醫在通便藥中時常會加些入肺經的藥，升麻是其一，還有的時候用桔梗、杏仁，也會有同樣的效果。

除了藥物，在飲食上，首先要堅持高纖維飲食，比如多吃粗糧、帶皮水果、新鮮蔬菜；還有就是多喝水，腸道保持足夠的水分，才能便於糞便排出。而且要堅持每天步行半小時，有樓梯的時候儘量走樓梯，以幫忙腸道蠕動。另外，最好能每天按順時針方向揉腹，改變腸道長時期的麻木、靜止狀態，這也是刺激腸道的一個好辦法。所謂刺激腸道，其實就是人為地使腸道肌肉做運動，這也是一種健脾補氣的方式。

藥材小解說	
升麻	為毛茛科植物升麻的根莖，味辛、微甘，性微寒，歸肺、脾、胃、大腸經，有發表透疹、清熱解毒、升舉陽氣等功效。

補血，通便又養顏！

為通便而吃各種瀉藥、去火藥的大有人在，因為她們擔心便秘使毒素停留在體內，對容貌產生影響，所以總是把「通便」和「排毒」，甚至「美容」畫等號。事實上，不是所有的便秘都是上火引起的，特別是持續很多年的習慣性便秘。中醫說「久病無火」、「久病必虛」，意思是只要是慢性的疾病，一般很少是因為上火引起的，相反，倒可能是因為虛。

真正因為上火引起的便秘，之前一定有可以追溯得到的飲食異常、生活變化。比如這幾天一直吃麻辣火鍋、燒烤，食物都是辛辣、油炸的，緊隨其後的便秘一般是因為胃火，這個時候吃幾次「牛黃解毒片」之類的藥物，只要大便一洩，問題就解決了。另外就是出差，換了一個新環境，生活節奏變得和以前不一樣了，也會引起便秘，這是因為生活節奏的改變也會調動起人體過高的應急能力，人就容易上火。這個時候，吃點緩瀉的藥物，或者多喝點水，讓體內的火自然地「滅」了，大便也就會通暢。

事實上，讓女性發愁的是長期便秘導致的通道不通。而最能引起女性便秘的一個根本原因是血虛，這一點可能很多女性都不知道。

因為血虛引起的便秘除了排便困難之外，患者平時的面色也不會很好，可能偏黃或者缺乏血色，頭髮也欠缺光澤、乾枯。月經量偏少，月經來潮之後，人總覺得疲倦。而且，她們往往有未老先衰的趨勢。這樣的便秘是因為血虛、血不能濡潤腸道造成的。對這樣的人來說，最有效的通便方是補血方，如果想省事、簡單，僅僅一味當歸就能通便，而且在通便的同時能保養容顏。

如果你常年便秘，而且氣色欠佳、舌頭顏色偏淡，那你可以直接到中藥店裏買當歸的飲片，每天取十克，像泡茶那樣用開水沏泡，然後加點蜂蜜當茶喝，通便的效果有時比大黃還好。而且因為通過補血來通便，所以不會像通過吃大黃來通便那樣對藥物產生依賴性。一般情況下，堅持一個星期，通便的作用就很明顯了。

當歸的味道比較特殊，所以我一般不建議放在食物裏，比如當歸燉雞湯，弄不好連那鍋雞湯都喝不下去。單獨泡茶的話，服用的量比較少，逐漸地增加也可以接受。和當歸一樣具備補血作用，味道也不錯的是大棗，是種不錯的零食。如果你有習慣性便秘的毛病，不妨用棗代替其他零食，一方面能補血，另一方面有大量纖維素，而且棗是維生素 C 含量最高的食物。女性便秘的原因和女性腸道的蠕動無力有關，多攝入粗纖維的食物，腸蠕動力就會增加。

血虛程度不特別嚴重的人，可以在喝當歸茶之前先吃大棗。一般人也可在晚飯之後吃五六枚棗，可以是鮮棗，也可以是乾棗。乾棗有補血的效果，鮮棗只是增加纖維素。吃棗這個習慣要持之以恆，因為棗的補血作用比當歸和緩，見效需要一定時間。

健康小知識

中醫婦科有句話，「十方九歸」，就是說，中醫開給女性的十張方子裏，九張裏面都會有當歸。婦科名方，諸如「四物湯」、「當歸補血湯」裏，當歸都是主藥。由此可見，女性的疾病一般都和血的興衰有關。

當歸通過補血、領血來保證血液運行通道的暢通。明代醫家李士材對當歸的評價是：「能領諸血各歸其所當之經，故名『當歸』。」

藥材小解說

紅棗	為鼠李科植物棗樹的成熟果實，味甘，性溫，歸脾、胃經，有補中益氣、養血安神、緩和藥性等功效。

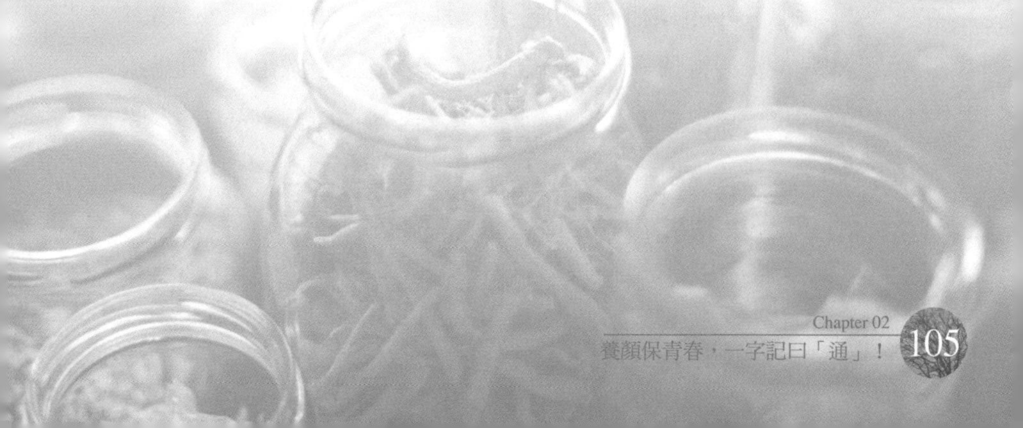

月經暢通，身心輕鬆

擺脫婦科問題困擾，由內靚到外

被濕邪擊中的女人，可能出現的是婦科問題，所以濕重的女性往往白帶偏多。

白帶是女性陰道的正常分泌物，是帶黏性的白色液體，由前庭大腺、子宮頸腺體、子宮內膜的分泌物和陰道黏膜的滲出液、脫落的陰道上皮細胞混合而成。白帶中含有乳酸桿菌、溶菌酶和抗體，所以正常的白帶存在可以抑制細菌的生長。一般來說，月經中期的時候，白帶會增多，稀薄透明；排卵期後，白帶又變黏稠，混濁而量少。在經前及孕期，白帶均有所增多。因為白帶是通過子宮排出的，所以子宮的狀態也能從白帶上反映出來。

如子宮頸癌等嚴重疾病，白帶很早就會帶血，特別是在性交或者用力排便之後，這是常見的子宮頸癌首發症狀，但是，這種情況也會出現在子宮頸有慢性炎症時。

炎症的「炎」字有兩個「火」字，而炎症的表現往往是紅、腫、熱、痛，和自然界中的火的特點很近似。所以中醫裏說的「火症」，或者我們平時說的「上火」，症狀和西醫說的炎症很近似。但要注意的是，那是指急性炎症，一般具有突然發生、來勢洶洶的特點，但經過正確的處理會「去也匆匆」。凡是這樣的炎症才屬於「上火」範疇，比如夏天的時候，因為清潔問題，女孩子出現白帶顏色很黃、陰道瘙癢的問題，這一般是急性感染，用消炎藥、中藥裏的清熱藥就可以解決。

但更常見的是慢性的炎症，白帶多、腰部墜痛，平時再怎麼注意衛生也不能改變症狀，這就不屬於上火症狀了，它的根本問題是——脾虛。

如前所述，氣虛人得了病之後，疾病很容易轉為慢性，這種白帶多，而且顏色淡、質地清稀的濕，就屬於「寒濕」，是虛性的。腰部的重墜顯然是因為脾氣虛了，不能升舉，形象地說，就是不能托住內臟，所以總覺得有下墜感。為甚麼即使平時很注意清潔還是被感染？為甚麼細菌感染後久久不能痊癒？這都是因為免疫力不夠，細菌很難被徹底清除，或者對別人來

健康小知識

以往，我們會將宮頸慢性炎症說成「宮頸糜爛」。這個聽起來很嚇人的名詞，其實是「改壞名」，它實際上是一種正常的慢性子宮頸炎。因為覆蓋在子宮頸陰道部表面的鱗狀上皮壞死、脫離，柱狀上皮開始增生，並向子宮陰道部鱗狀上皮的缺損處延伸，覆蓋在創面上。由於柱狀上皮較薄，黏膜下方充血的毛細血管明顯易見，顏色鮮紅，所以肉眼看上去好像糜爛了一樣。

現在，「宮頸糜爛」這個病名，已經被「宮頸柱狀上皮異位」一詞取代。不管是嚇人的「宮頸糜爛」，還是「慢性子宮頸炎」，都會出現白帶的問題，一般是白帶多、有異味，這與子宮的局部感染有直接關係。如果看中醫，他們往往將之歸為「濕重」的範疇，但濕重是標，脾氣虛是本。脾氣虛了，就會讓寒濕入侵，身體又無力祛濕，日久就成了「濕重」。

說不致病的細菌，對你卻足以致病。之前說過，脾氣決定你的免疫力，所以這種人要用中醫治療的話，祛濕的同時一定要健脾，幫助身體抵禦感染。

清代名醫傅青主有個方子叫「完帶湯」，就是針對女性白帶問題而設的。

完帶湯

功能主治	‧補脾胃之氣，「脾氣健而濕氣消，自無白帶之患矣」
適用症狀	‧白帶量多、清稀如涕、身體倦怠、便溏肢腫、舌淡、苔白膩等
主要成分	‧白朮、山藥各 30 克，人參 6 克，白芍 15 克，車前子、蒼朮各 9 克，甘草 3 克，陳皮、黑芥穗、柴胡各 2 克

人參、白朮、山藥都是補脾的，山藥還能補腎，固帶脈；蒼朮燥濕；車前子利尿，能令濕從小便而利。傅青主說它是「寓補於散之中，寄消於升之內」。要達到「完帶湯」的效果，可通過幾味中成藥的搭配，一味是「參苓白朮丸」，一味是「二妙丸」。

「參苓白朮丸」的作用類似「完帶湯」中針對脾虛那方面的效果，起的是扶住正氣、增加免疫力的作用。而「二妙丸」裏只有蒼朮、黃柏兩味藥，蒼朮是燥濕的，女性白帶多、男性陰囊瘙癢之類事關隱私部位的問題，一般都需要用到它。

隱私部位的潮濕，跟容易被濕邪擊中有直接關係。黃柏清熱兼利濕，即便是慢性子宮頸炎，也會有一點急性感染的特性。在大劑量的補脾藥中加點性質寒涼的黃柏，可避免補藥的上火，同時也能把感染控制住。

藥材小解說	
蒼朮	為菊科植物茅蒼朮和北蒼朮的根莖，味辛、苦，性溫，歸脾、胃經，有燥濕健脾，祛風散寒，明目等功效。
黃柏	為芸香科植物關黃柏或黃皮樹的樹皮，味苦，性寒，歸腎、膀胱、大腸經，有清熱燥濕、瀉火解毒、除骨蒸清虛熱等功效。

另外，你可以用「參苓白朮丸」配合「二妙丸」同時服用，每天兩次。如果白帶的顏色不再發黃，「二妙丸」就可以停了，畢竟是清熱藥，不能久服。「參苓白朮丸」多吃幾天沒關係，特別是很容易白帶清稀、量多的人，這味藥可以幫你祛除體內的濕氣。

二妙丸

功能主治	‧清熱燥濕
適用症狀	‧因濕熱引起的男性陰囊濕疹、瘙癢，女性白帶黃、臭，泌尿系統感染
主要成分	‧蒼朮、黃柏

女人都應該感謝月經！

我見過一個病人，四十五歲時不斷地出現異常出血，即不在月經期間的陰道出血。四十五歲是婦科癌症的高發期，每次異常出血，她都被嚇得半死，擔心自己患了子宮癌。她和醫生朋友商量乾脆把子宮切除，反正孩子已經長大了，她也不可能再懷孕生育。而且子宮又不是內分泌器官，只是個安放胎兒的「容器」，留着沒甚麼用，切了也不影響生活，還從此再無後顧之憂。

於是，醫生在給她做最後一次刮宮檢查時，就按照她的意思將子宮切除。雖然事後發現她的異常出血不是因為子宮內膜的問題，也不是因為癌症，但還是切掉了這個已經完成歷史使命，卻又總是「肇事」的器官，從此她再也不用為異常出血之類的麻煩事煩惱了。

但問題很快就來了，手術出院後不久，她全身的皮膚突然開始長顆粒，四處看西醫也查不出緣由。最後找到中醫看，被診斷是「痰瘀阻滯」，因為她除了身上的顆粒外，舌頭的顏色很暗，甚至有瘀斑，這個瘀斑可能和她之前的手術有關，另一個問題就是她體內確實有需要排出的瘀血。

中醫所說的「痰」，既包括呼吸系統裏排出的痰，也包括身體其他部位的代謝廢物。至於瘀，則是不應該停留在體內，應該及時排出的廢血。「痰」和「瘀」都需要通過一定的途徑儘快地排出，如果是女性出現這個問題，最常用的，也是最有效的辦法就是通過調經來化瘀、「排污」。一般情況下，用點活血化瘀的藥，月經就會正常，身體的很多問題也都會迎刃而解。

從某種意義上說，月經是上天賦予女性的一種自救途徑，賦予醫生的一條女性專用治療途徑。很可惜，這個病人切除了子宮，調經藥無用武之地，再高的醫術面對一條死胡同也回天乏術，於是，她的皮膚問題成了一個棘手的問題。

黑眼圈竟與月經有關？

從以上例子可以看出，月經這條通道對女性的重要性。即便你已經不想再要孩子，即便你過了生育年齡，即便子宮不像

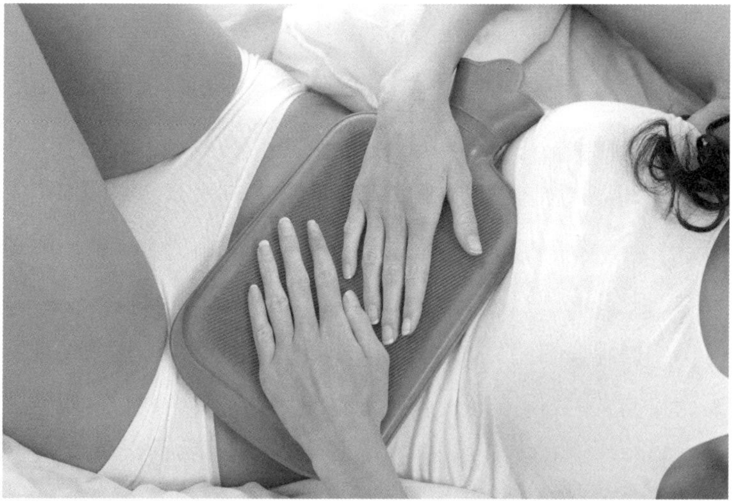

卵巢，不是一個可以影響你體內激素水平的內分泌器官，但它卻是女性保持健康的一個通道。切除子宮的人縱然不多，不過很多人雖然沒切除子宮，對月經的重視卻遠遠不夠，她們的很多問題也是因為這個通道的不通而產生的。

子宮這條通道不通，首先是因為瘀血，而子宮有瘀血的女性是可以從臉上看出來的，她們大多有黑眼圈。

人失眠之後眼圈會發黑，但只要睡一覺好的，黑眼圈就會消失。而子宮有瘀血的女性，黑眼圈始終存在，與睡眠的好壞無關。這就牽扯到血液循環的問題了，黑眼圈是眼周靜脈的瘀血透過皮膚顯現出來的，消除起來不容易。

女性子宮瘀血的原因之一就是有外傷，也就是做過手術，可能是因為切除肌瘤，也可能是做過流產手術，包括動刀完成的，以及通過吃藥的（藥物流產）。這樣的手術做得多了，子宮就會處於瘀血狀態，黑眼圈就會因此出現。

沒做過子宮手術的女性，自己觀察一下也會發現：只要處於月經期，眼圈也會比非月經期間要黑。因為月經期間的子宮就處於瘀血狀態，雖然是自然的，但也非同尋常，眼圈便因而發黑。就像張仲景在《金匱要略》中就說過「內有乾血，肌膚甲錯，兩目黯黑。」

中醫將人的體質分為幾種，其中有一種是瘀血體質，這種人比其他人更容易出現黑眼圈，而且往往偏瘦，膚色、嘴唇、舌質的顏色也偏暗，舌頭上甚至有瘀斑。膚色不僅暗，而且顯得比較粗糙、乾枯，中醫形容這種症狀是「肌膚甲錯」，意思是說，皮膚像動物的鱗甲一樣粗糙。之所以會形成這樣的體質，一是因為多年的情緒抑鬱，二是因為久居寒冷地區；而前者是氣的鬱結導致血瘀，後者是寒凝導致的血瘀。另外，還有一種就是手術給血液循環帶來的破壞。

瘀血的時間久了，通道被阻塞，氣血不能運行，就形成虛，這是因瘀致虛；相反，如果你本身就是氣虛，稍微有點阻礙，氣血就過不去，瘀血就很容易形成，所以氣虛的人往往多瘀，這是因虛至瘀。無論是哪種情況，化瘀都離不開補氣，要是氣足了，就足以衝破瘀的阻滯。

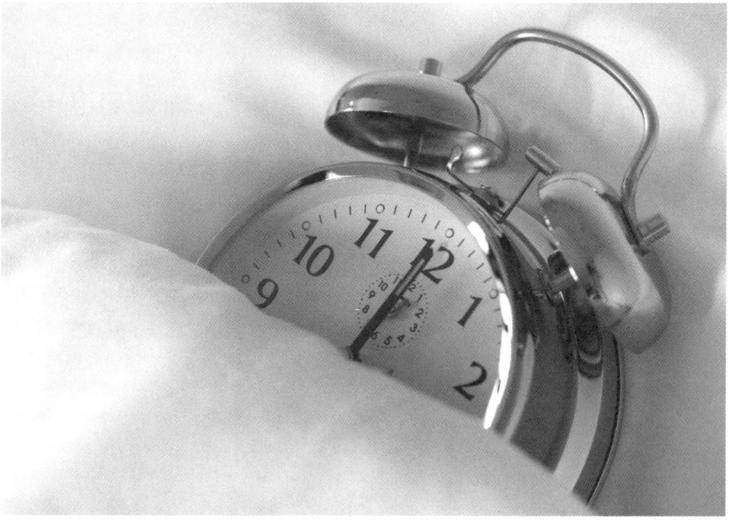

明白了這個道理，你就會知道，消除黑眼圈不能指望任何高檔眼霜，而是要從內裏治療開始，也就是要化瘀甚至補氣。

談到女性的補養，現在的女人都喜歡用烏雞滋養。事實上，烏雞的這個「名聲」來自於「烏雞白鳳丸」。「烏雞白鳳丸」確實是婦科一寶，因為它能調養虛損導致的各種婦科問題，但烏雞是這個藥的最後一味，這說明烏雞對這個藥的藥效只作了很小的貢獻，所以指望僅僅吃烏雞就能把問題解決，那是不可能的。但用當歸、田七和烏雞一起燉，倒是很好的補血、活血，甚至是化瘀的食療方。

之所以用到田七，因為它是味能活血，還能補氣的藥。氣補了，血的推動就有力，也就能減少瘀血的停留，所以田七是瘀血體質女人可以常用的藥物。這種瘀血的人，除了年輕時會有黑眼圈的問題，上了年紀，特別是更年期之後，還容易出現冠心病、心絞痛的問題。經常服用田七能預防瘀血導致的疾病。但是，田七性質比較燥，如果你體內有瘀血，而且人比較瘦，平時總是口乾舌燥，食用這道湯就要小心。或者你可以加沙參

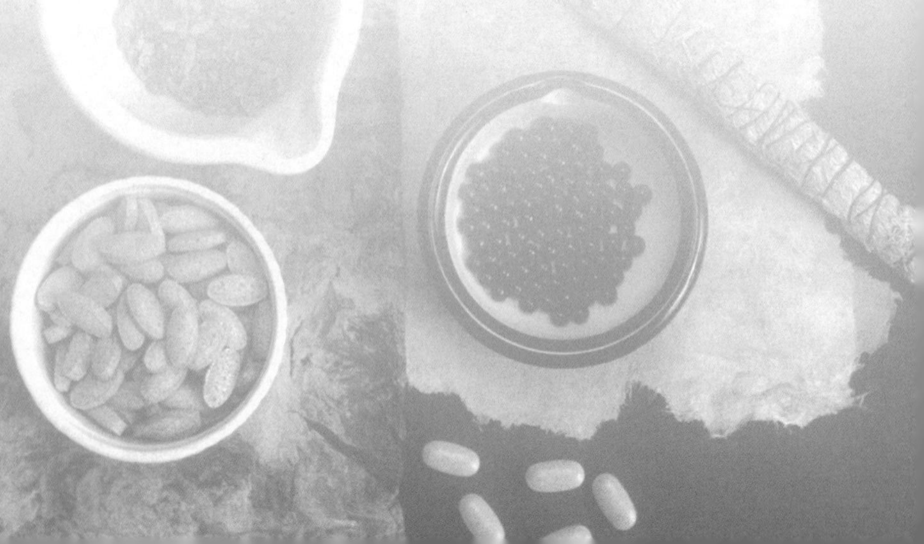

活血化瘀湯

材料	‧ 烏雞 1 隻（約 750 克），當歸 15 克，田七 5 克，生薑 3 片
做法	1. 當歸和田七洗淨，把烏雞裝進一個合適的容器裏，再把洗好的當歸、田七、生薑一起放在烏雞上。 2. 加入適量的鹽，再倒入清水，一定要浸過烏雞，然後蓋上鍋蓋。 3. 水滾後，隔水蒸煮，大火蒸至雞肉爛熟即可。

藥材小解說

田七	為五加科植物三七的根，味甘、微苦，性溫，歸肝、胃經，有止血、散血、定痛等功效。
當歸	為傘形科植物當歸的乾燥根，味甘、辛，性溫，歸肝、心、脾經，有補血、活血、調經止痛等功效。
沙參	有南沙參、北沙參兩類，南沙參為桔梗科植物輪葉沙參、杏葉沙參、闊葉沙參的根，北沙參為傘形科植物珊瑚菜的根，味甘，性微寒，歸肺、胃經，有養陰清肺、益胃生津等功效。

十克、麥冬十克，通過增加補陰的效果來中和田七的燥性。

黑眼圈重的女性，其月經一般都有問題，比如說時間總是推後，而且顏色很黑，量也很少，來月經之前還有腹痛的症狀，這些都是瘀血的表現。這類女性可以在每次來月經前一個星期開始吃「益母草膏」或者「大黃蟅蟲丸」來提前化瘀。

這兩種藥相比來說，「益母草膏」的藥性更加平和一些，每次來月經前都可以吃，一直吃到月經來時腹痛減輕、經血的顏色也沒那麼黑為止。而「大黃蟅蟲丸」的作用就更明顯一些，裏面有攻下和破血的藥物，比如大黃、土鼈蟲等，所以它更適合月經顏色黑且量少至幾乎停經的程度、黑黑瘦瘦的、瘀血比較嚴重的人服用。

上面兩種化瘀藥針對的都是瘀血已經形成的情況。如果你總是氣虛，常常處於瘀血快要形成的情形的話，就不要等到瘀血形成再來化瘀了。除了提前避免引起瘀血的諸多傷害外，你還要堅持補氣，使脾氣不虛，即便有點兒瘀血或者血流不暢，充足的脾氣也可以化解它，比如在服用「益母草膏」時，用黃芪十五克煮水送服。黃芪的性質溫和，也滿足了「血溫則行」的特性。

要注意的是，一旦停經，依靠中藥調理的效果不好時，你還需要到醫院去檢查停經的原因，根據原因用中西藥配合及時糾正，總之要儘快改善。因為任何事物都有用進廢退的特點，如果你的月經總不來，子宮內膜這塊地總沒有人耕種，它就會變薄甚至萎縮，那時候，你再想糾正就難了。

保暖就能緩痛經

痛經是常見的婦科問題，雖然常見，但嚴重的會痛得大汗淋漓、面色蒼白，痛得哭甚至痛暈的都有。為此，很多人每個月都得請假休息幾天。這種情況如果發生在青春期，來初潮不久就出現了，或者說月經第一次來時就開始的痛經，一般屬正常，主要是因為子宮發育不良、宮頸口或子宮頸管狹窄、子宮過度屈曲，使經血流出不暢，造成經血滯留，刺激子宮收縮引起疼痛。簡單來說，就是身體的器官還沒完全長好，沒發育成熟，這屬於「原發性痛經」，大多數人的痛經在生育之後能緩解。

很多女孩子之所以痛經，和她們先天纖弱的體質有關。這些女孩子一般都偏瘦弱，怕冷，手腳總是涼涼的，月經的時間往往延遲，顏色也是偏黑的，舌頭的顏色很暗，嚴重的還會有瘀斑。通俗地講，這種瘀血是因為火力不足、寒凝導致的。別人受寒之後可以通過自己的熱量化解、驅散，而火力不足的女孩子就會將寒氣蓄積在體內，日子久了就會加重痛經，因為血遇寒之後更要瘀滯，不通則痛。

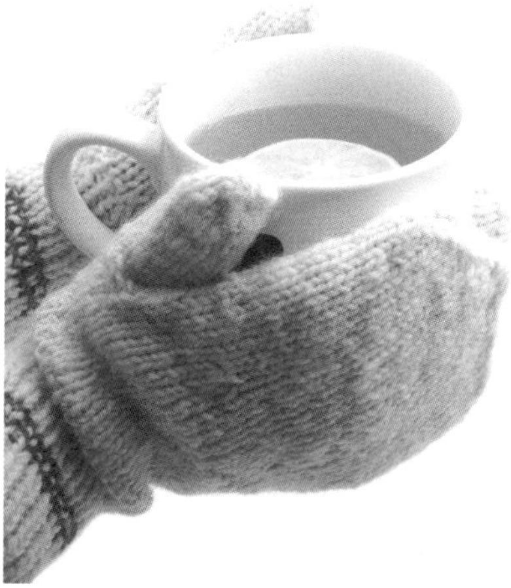

對付這種痛經，首先要保溫，特別是做好腹腔、盆腔的保溫，因為這裏的血流量很大，佔全身血流的三分之二。而且因為這裏有靜脈的關係，血液流到這裏時，速度都要變緩。如果你再受寒，特別是腰腹部受寒，血流就更慢了，就會造成「不通則痛」的事實。而現在的露臍裝、低腰褲都是這類問題的「肇事者」。

除了保溫，你還要在經期之外提前祛寒，比如說在月經來之前的一個星期，每天臨睡前給自己做艾灸。艾灸是中醫傳統的治療手段，最適合體質虛寒的人，特別是女性。

艾灸

做法	1. 將一片生薑放在肚臍之下三寸的氣海穴。 2. 從中藥店買來艾條，每次捏一小撮，捏成一個小三角形，放在薑片上後點燃。燃燒完就叫一壯，每天可以灸三五壯。 3. 艾絨燃燒的熱力會透過薑片滲透到穴位，你會感到溫熱逐漸滲進腹中。每天堅持進行，到了再來月經時，疼痛會明顯好轉。
注意事項	1. 三寸是用你自己的手量出來的。手指併攏，四指合在一起的寬度就是三寸，這就是你自己的三寸，每個人的三寸是不一樣的。 2. 氣海穴這個穴位一般在提升陽氣、溫裏散寒時用。

在艾灸的這幾天，你還可以配合吃一些中成藥，比如「艾附暖宮丸」，最適合寒氣很重、月經來的時候肚子冷痛的人吃。

這種中成藥包括了幾味性質很熱的藥物，所以，有的人吃了會上火，比如口生瘡、鼻子發乾，你如果遇到這種問題，可以用涼水送服，或者喝點苦丁茶，稍微反佐一下，便於把藥物按量服下去。畢竟體質本身是虛寒的，調養時還是要照顧主要矛盾，散寒是要打持久戰的。

還有一種能散寒止痛的藥是「少腹逐瘀膠囊」，是清代名醫王清任創製的，化瘀作用很強。如果你要吃這種藥，一定要確認自己的痛經毛病是不是因為瘀血導致的，最簡單的確認辦法就是看舌頭，舌質暗是重要的血瘀症狀。

另外，還有兩種藥可以用來緩解痛經症狀——「桂枝茯苓丸」和「失笑散」，這兩種藥的熱性沒那麼強，主要是用來活血化瘀的。「失笑散」之所以叫「失笑」，就是因為藥物見效快，藥一吃下去，疼痛就減輕，笑容就出來了。如果你在吃了「艾附暖宮丸」之後，上火實在太嚴重，可以改為服用這兩種藥。但艾灸治療還是要繼續，而且最好每天晚上用熱水泡泡腳，每次泡十分鐘，將腳底的寒氣驅散出去。

經痛漸重，當心不孕！

在各種痛經症狀中，比較麻煩的是「繼發性痛經」，多見於生育、流產之後，或者年輕時沒這毛病，不知道甚麼時候開始痛經，而且症狀逐漸加重、沒有緩解跡象的中年人身上，這種情況比較麻煩，因為這種痛不是生理性的。首先要知道是否「子宮內膜異位症」或「子宮腺肌病」這兩種病，如果真的是這方面的問題，會影響以後懷孕，有的人甚至年紀輕輕就要摘除子宮。

所謂「子宮內膜異位症」，就是子宮的內膜長到了宮腔以外的異常部位，比如卵巢或盆腔、直腸甚至身體其他部位的黏膜上，有的甚至會長在鼻腔。因為是子宮黏膜，所以無論長到哪裏，都具備子宮內膜的特點，聽從身體內每個月激素的變化，被激素調遣着按時出血。有的人在來月經的同時會流鼻血，這被喚作「月經倒流」，就是因為長到鼻腔中的子宮黏膜在異常部位按時出血。

我認識一個朋友，四十多歲，有很嚴重的子宮內膜異位症。每到月經期間，她都腹痛，而且便血。最初她不知道是因為患了這個病，很緊張，以為是腸裏長了東西，後來才發現是嚴重的「子宮內膜異位症」，就是因為長在腸裏的內膜按月出血。

如果內膜長到盆腔內，同樣會有周期性改變和出血的症狀，但盆腔中的血不能外流，所以每次來月經的時候都會引起疼痛，並因此與周圍鄰近組織、器官黏連，而使痛經逐漸加重。醫學上有個形容詞，叫「巧克力囊腫」，就是子宮內膜長到卵巢上去了，這上面的內膜也按照每次月經期出血，使卵巢逐漸增大。因為瘀血排不出去，慢慢變成積血的囊腫。又因為這種陳舊性的血呈褐色，似巧克力，故得其稱。這種人如果去做婦科檢查，醫生一按肚子，她就會喊疼，像這種積血導致的症狀，中醫認為屬於瘀血，還是因為通道不通了。

這裏有幾個特點可以幫你來判別自己患的是不是「子宮內膜異位症」。

「子宮內膜異位症」症狀	
痛經	往往是以往正常，沒有痛經史，突然從某一個時期開始出現痛經，而且逐漸加重，甚至需要臥牀或用藥止痛。月經量多，經期延長。
大便墜脹	在月經來之前或月經來之後，排便時能感到糞便通過直腸時疼痛難忍，但在其他時間並無這種感覺。
性交疼痛	如果異常的內膜長在子宮直腸窩或者陰道直腸隔，周圍的組織就會腫脹，月經前期這些異位的內膜腫脹，性交時就會疼痛。
不孕	四成的「子宮內膜異位症」患者是不孕的，因為腹腔裏的異位內膜每個月都不斷出血，引起輸卵管周圍黏連。輸卵管不能靈活地撿拾卵母細胞，嚴重的患者輸卵管的管腔都被堵塞了，所以無法排卵，影響受孕。

治療這種病，有時候難免要動手術，通過手術切除異位的內膜，再通過藥物控制其在腹腔內的生長，接下來的問題就是懷孕的時機。手術後的半年之內是最容易懷孕的，愈往後就愈容易再次出現問題，也就是說，要趕在下一批異常的內膜長出來之前懷孕，因為這個病很容易復發。

從中醫的觀點看，腹有血瘀、通道不通的人，除了婦科器官的症狀，很多人的膚色也會顯得很暗、沒光澤，連嘴唇也發暗，舌頭的顏色也是暗的，甚至有瘀斑、瘀點。周身的皮膚都很粗糙，而且身體偏瘦，人容易顯得憔悴、枯槁，甚至「肌膚甲錯」。她們如果想從根本上使自己變白嫩、變豐潤，首先要讓通道通暢，以使瘀血排出去。前面說的「少腹逐瘀膠囊」就是患這種疾病時常用的中成藥。

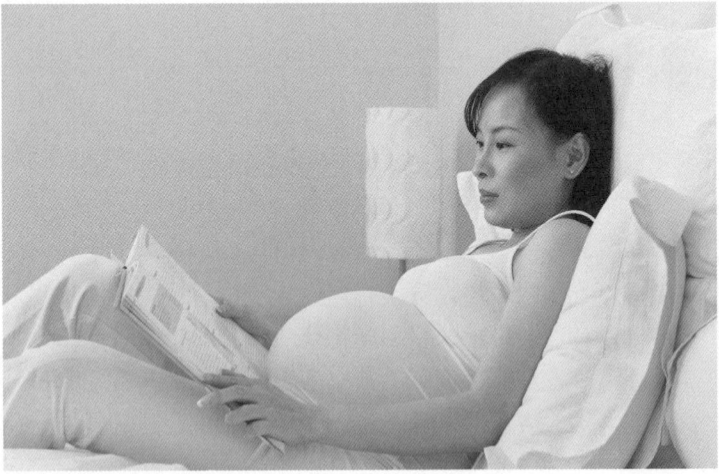

還有一種大家比較陌生的疾病，叫「子宮腺肌病」，也是引起痛經的罪魁禍首。這是因為一部分子宮內膜滯留在子宮肌壁裏面，每個月按時在肌肉裏出血，這就會導致痛經愈來愈痛。

這種病很討厭，第一是影響懷孕，因為子宮內膜狀況很差，受精卵沒有適合「種植」的土地；第二，這種病沒有甚麼方法可治，痛得非常厲害時只能切除子宮。現在這種病在年輕婦女當中愈來愈常見了。如果遇到這樣的問題，一定要趁早治療。而且現在已經有不少藥物治療的方法，能阻止病進一步惡化，儘量保全生育功能。

健康小知識

有人在化驗時發現，自己的 CA125 值升高，這常常會讓她們嚇一跳，因為 CA125 是癌症的一個重要指標。一看這結果，她們還以為自己得了卵巢癌。其實，如果超聲波顯示子宮肌壁上有強的回聲點，同時伴有一些異常的血流，CA125 值又高，再加上愈來愈嚴重的痛經，這樣的話，一般就說明你患有子宮腺肌病了。

愛惜「通道」，避免瘀血傷身

避孕是女人的必修課

子宮或者其他婦科方面的手術都會導致瘀血內生，所以避免意外懷孕、避免做流產手術，對女性非常重要，這就需要談到避孕藥。但是，在很多女性心目中，避孕藥就是激素，吃激素就有副作用——會發胖、會長痤瘡，甚至有人還會懷疑吃了避孕藥以後就再也不能懷孕，因而不敢吃。也因此，因意外懷孕導致流產、傷身的情況很常見。凡此種種問題，其實都是因為不了解現在避孕藥的發展狀況。避孕藥裏確實有激素，其中主要有雌激素和孕激素，但這兩種激素是女性一生中必須要有的。有些人卵巢功能不好，不能產生雌激素和孕激素，她的發育就停滯在小女孩的狀態，顯示不出女性魅力來，這需要通過補充激素來治療。所以，避孕藥雖然是人工合成的激素，但激素的作用和身體裏的激素是一樣的，機制也是一樣的，因此非常安全。

女性懷孕之後，雌激素和孕激素要持續存在，以此對大腦形成一種提醒。大腦知道身體懷孕了，就會命令卵巢休息，以便讓妊娠繼續下去。避孕藥的作用就是模擬妊娠的狀態，吃避孕藥之後，卵巢就開始休息，它休息了、不排卵了，自然也就無從懷孕。從這點來說，避孕藥就比避孕工具更安全，比如避孕環能避免正常的子宮懷孕，但它畢竟不能抑制排卵，卵子和精子還可以在輸卵管「相見」、受孕，所以還可以引起「宮外孕」。「宮外孕」如果發現不及時，會引起大出血，甚至危及生命，而避孕藥就連這個風險都能避免。

大家可能會說，卵巢不工作不就麻煩了？要知道，如果卵巢不休息的話，每個月都要產生卵子出來，每次排完卵後，卵巢都會有一個破口，需要修復。任何一個器官組織只要不斷地被修復，就多了出問題的機會，因為在修復過程中，如果碰到一些有害的東西，就會比沒修復更容易生腫瘤。吃避孕藥之後，卵巢休息了，惡變的機會就少了，所以吃避孕藥還可以減少卵巢癌的發生。而一旦你想要懷孕，避孕藥一停，卵巢功能就會恢復正常。

與此同時，避孕藥還能明顯地降低子宮內膜癌的發生。因為子宮內膜癌的發生需要有一個長期的雌激素環境，而孕激素可以促進內膜的脫落，抵抗雌激素催生癌變這個副作用。所以，更年期女性即便需要吃雌激素來緩解更年期的症狀，但絕對不能一直吃雌激素，一定要配合孕激素一起吃。而孕激素能保護內膜、降低子宮內膜癌的發生，這是避孕藥的另一個優點，它可以很好地保護你的通道。

很多人拒絕吃避孕藥，是因為過去的避孕藥確實會使人發胖、長痤瘡，這和當時的製藥技術有很大關係。避孕藥最初發明出來的時候，裏面含有孕激素，而且作用不是很單純，不僅有孕激素的作用，還有雄激素的作用。雄激素高或者皮脂腺對雄激素特別敏感的時候，會造成皮脂分泌過剩，一合併感染就會長痤瘡。但現在避孕藥裏所含的孕激素純度已經很好，雄激素的活性不但降低了，而且有些避孕藥還有抗雄激素的作用。

健康小知識

很多人長痤瘡，不管男女，都以為體內雄激素分泌過多，或是皮膚上的雄激素受體對雄激素過分敏感。如果是這種情況，可以針對雄激素的問題進行治療，為此，皮膚科的醫生會開「達英-35」，抹在痤瘡處就會好。

「達英-35」實際上就是一種避孕藥，它的一個療效就是治療痤瘡，因為它裏面的孕激素具有抗雄激素的作用。同時它可以產生一種蛋白質，把體內過多的雄激素結合起來，從而達到治療痤瘡的效果。

除了痤瘡，還有一種情況是「脂溢性皮炎」，就是頭皮常出油，一天不洗都不行，這也是皮脂腺分泌旺盛的一個現象，實際上也和雄激素有關係。「達英-35」這種藥同樣具有治療皮炎的作用。

有的女孩子，剛到青春期就出了很多痘痘，醫生會開「達英-35」。家長害怕，說：「那麼小的孩子就可以吃『達英-35』嗎？」可以吃，只要她來月經了就可以吃。因為來月經了就意味着她體內有孕激素和雌激素了。但是男孩子不能吃，因為雌激素和孕激素只存在於女性身體中。

藥物流產要謹慎！

女性要保養好，首先就要避免對子宮的傷害，其中流產是最值得一說的。不管是傳統的人工流產，還是很多人都覺得很方便的藥物流產，都是對身體的傷害。而且，可以自行操作的藥物流產並不比人工流產安全。因為雖然目前藥物流產的成功率大約在九成，但有百分之四至五的人用了藥以後「流」不出來，或者還有殘留物在宮腔裏面，這時候就需要再做手術和刮宮。相比來說，人工流產更安全一些。所以大家不要以為藥物流產很簡單，拿兩片藥回家吃了就完事，實際上並不是所有人都可以用藥物流產。

首先是懷孕的月份，也就是停經周數的問題。如果一個人的月經很規律，差不多每二十八天來一次月經，那麼，她必須在停經後的四十九天之內做藥物流產，否則就會有危險。

為此，我們先要弄清楚這四十九天怎麼算。正確的方法是，從最後一次月經開始算起，比如說她是一月一日來最後一次月經，那麼她到二月十九日之前都可以做藥物流產。有些人的月經不規律，二十一、二天就來一次，如果也按四十九天算，胎囊就太大了，已經不適合做藥物流產，如果勉強做就會有危險，所以如果想要做，最準確的辦法還是用超聲波來確定胎囊的大小。

做藥物流產之前做超聲波檢查，不僅是為了檢查胎兒的大小是否適合，也為確定你的懷孕是宮內孕，這樣才可以進行藥物流產。如果沒做這方面的檢查，先不說停經的時間是不是過了藥物流產的規定，如果是宮外孕，那就危險了，相當於人為地刺激流產、刺激腹腔出血，可能會致命。

既然叫「宮外孕」，就意味着受精卵沒長在子宮裏，而是長在子宮外，最常見的是長在輸卵管裏，這肯定不是它的「久居之地」，因此很容易破裂。一旦破裂，首先會出現下腹一側的劇烈性疼痛，也可能是整個腹部痛，甚至引起反射性肩痛。因為同時伴隨失血，病人常有面色蒼白、心跳加快、全身大汗、血壓下降等症狀，如果救治不及時會危及生命。

藥物流產的出現確實是醫學的進步，從理論上講，它對人體的損傷應該算小，但前提是你在用藥之後很快就流掉，血也很快止住。想達到這一效果，就要及早發現懷孕、及早處理。如果你的藥物流產沒流乾淨，還要刮宮，問題就來了，因為此時你的子宮非常軟，做手術時很容易被損傷，再加上藥物流產

健康小知識

在這裏我要提醒一下有性生活史的女性，一旦突然發生劇烈的腹痛，而且不像正常流產那樣陰道出血，就要注意這是否內科問題引起。宮外孕是不會陰道出血的，病人只會感覺到肚子痛，有下墜感，好像總想解大便，這個時候，不要只想是不是患了胃腸炎，還要想是不是宮外孕。尤其是當你過去就有附件炎、盆腔炎，輸卵管做過手術，或者以前有過宮外孕的歷史。

後出血時間長，等於體內有一個大傷口始終沒癒合，就成了細菌的最好滋生地，因此很容易受感染。很多人後來發現自己不孕，就是因為過去做流產時受到感染，輸卵管被堵塞了。這類病人如果去看中醫，一般都會告知有瘀血、通道不通的問題。對於通道的疏通，中醫的能力有限，作用再大的活血化瘀藥，面對因為炎症而嚴重黏連的輸卵管也會束手無策，即使施行手術，也未必能奏效。

每次流產都傷通道

流產之後的出血問題，是人們關心的大問題，但大家只知道，出血多會傷身，其實更重要的是，出血多意味着你子宮中的傷口始終沒癒合。

一般情況下，人工流產手術後出血如果超過兩周，就一定要去醫院檢查。如果做了藥物流產，出血時間稍微長一點是可以容忍的，但如果超過三周也一定要做超聲波檢查和驗血，看看是因為子宮裏的東西沒排乾淨而出血，還是因為感染或者其他內分泌原因而出血。醫生可以根據這個來決定是刮宮、調整月經，還是使用消炎藥。總之要儘快止血，因為有出血就有傷口，有傷口就多了感染的機會。很多人第一次懷孕之後做了流產手術，結果變成不孕，就是因為流產導致子宮內膜的繼發感染，影響以後的受孕。

即便你的出血量在正常範圍，流產也仍舊是一個違反生理的手術，因為人懷孕之後，要分泌很多的激素，為即將誕生的嬰兒做準備，比如為了哺乳，乳腺會發育長大，還有胰島素、下丘腦等都要分泌很多的激素來維持妊娠。突然流產，等於人為地終止了一個自然過程，因此會出現內分泌紊亂。有的人做完流產手術後發生閉經，有的幾個月不來月經，或者來了以後會大出血，這些現象其實並不是因為刮宮使局部子宮內膜出現問題，而是整個機體因為流產的人為干涉而出現了問題。

從做完流產手術到恢復排卵，一般需要兩至三周的時間，排卵以後再來月經還需要兩周，所以流產手術之後三十至四十天才會來月經。但有的人恢復得慢，尤其是年紀愈大，受到的損傷就愈大，排卵的功能恢復需要時間，有的人會兩三個月才來月經。如果時間太長，就需要到醫院檢查了。

有些人也誤以為做完流產手術後，短期內不會懷孕。事實上，醫生都會表明第一個月要禁止性生活，但結果不少人做完一次流產，第一次月經都沒來就又懷孕了。所以，如果你流產之後不久有過性生活，月經又遲遲不來的話，就要到醫院去檢查一下是不是又懷孕了。其他閉經

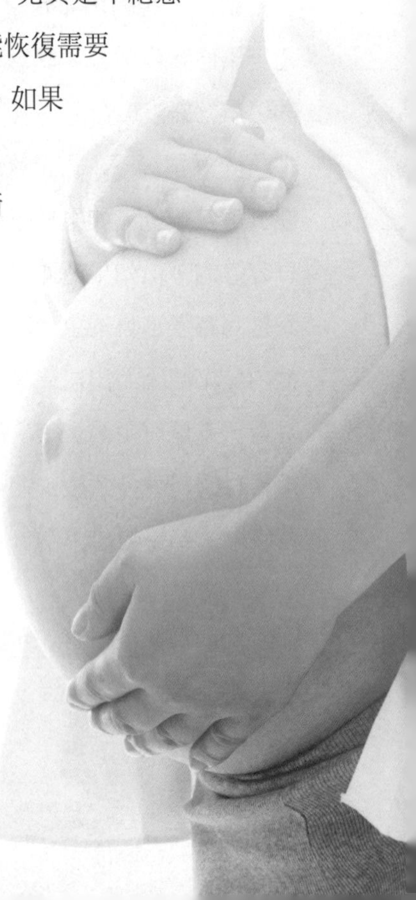

的可能還包括內分泌紊亂，或者子宮在手術時受到損傷，內膜被刮得太薄了，對體內的激素刺激無法做出反應，或是發生感染，宮頸黏連了，有血也流不出來。

不僅宮腔會因為流產出現黏連的問題，很多婦科醫生說，有些因為婦科問題而做手術的病人，腹腔打開後，「裏面黏連得像蜘蛛網似的」，光是進行手術清理就需要很長時間，清理之後，效果能維持多久也不得而知，而這經常是不孕的原因。如果用中醫辨證，一般都屬於瘀血阻塞經絡，該通的地方不通了。

正常情況下，卵子排到腹腔之後，需要輸卵管像小手一樣去腹腔中「抓取」，之後才和精子會合，這樣才能受精、懷孕。在一個遍佈「蜘蛛網」的環境中，這種「抓取」就變得很困難，卵子也就失去了和精子碰面的機會。這種情況一般是因為受到感染，很多時在流產後發生，原因之一是手術本身的水平問題，

健康小知識

如果發現宮腔黏連，可以在子宮裏放一個環，做一個支架，讓子宮壁不要黏在一起，或者注入大量的雌激素，刺激殘留下來的子宮內膜生長起來，鋪在黏連、薄的地方，重新把子宮腔覆蓋起來。但這只是理論上可行，有些人會因此而不能懷孕，尤其是宮腔黏連，再懷孕的概率只有百分之二十至三十！

還有就是手術時如果你本身就有炎症，醫生又沒認真地執行「先消炎，後手術」的規範，手術之後你又缺乏休息，身體因為過勞而免疫力下降，流產之後就可能將炎症擴散，累及到輸卵管，最終造成黏連。瘀血嚴重的女性容易不孕，就是因為通道不通。

所以，不管是自然流產、人工流產，還是藥物流產，都需要「坐月子」。因為流產違背生理，身體需要調節、恢復。流產之後如果失血不多，不必像正常生產之後那樣大肆補益，但保溫和休息仍要注意。

現在中藥店裏可以買到的「益母草膏」、「八珍丸」都可以用於流產後調養。

益母草有活血化瘀的作用，可以幫助殘存在子宮裏的瘀血排出。如果你本身是個體質偏弱的人，流產之後，氣血肯定受到影響。有的人甚至會因為流產或者一次傷害較大的生育，體質變成脾氣虛，甚至是腎陽虛體質，從此健康開始變差，人也明顯變老。為了預防這種情況，流產之後，特別是出血較多的，可以在吃「益母草膏」的同時服用「八珍丸」，在活血化瘀的同時，適當補養一下氣血。而且一定要注意保溫，因為一旦受涼，就會增加產生瘀血的可能。

八珍丸

功能主治	・補益氣血
適用症狀	・氣血兩虛引起的面色萎黃，食慾缺乏，四肢乏力，月經量過多
主要成分	・當歸、黨參、白朮（炒）、茯苓、甘草、白芍、川芎、熟地黃

別讓「天職」傷脾氣

如果因為意外懷孕需要做流產手術，一定要好好注意流產後的調養，不管是藥物流產還是人工流產，都要調養兩個星期，為的就是保證身體能徹底恢復。

首先，懷孕之後，女性的抵抗力會減弱。看沙士、甲型流感肆虐的時候，受感染而死亡的病人很多都是孕婦，就是因為懷孕之後，母體的免疫力降低了。

我們都知道，人體的免疫力是要監測並排除異體的，大的方面，比如器官移植手術之後，接受移植的人，要吃很長時間的抗排斥藥，為的就是降低身體自發的、對外來器官組織的排斥能力。小的方面是很多人不能吃海鮮，一吃就拉肚子、出疹，這就是身體對海鮮裏面的異體蛋白質過敏；所有的過敏症狀其實都是身體在排除異己。

女性在受精之後，要接受丈夫的細胞，這是一個完全外來的細胞，身體會視之為「異體」，對它進行排斥。

為了保住這個異體組織，孕婦首先要把免疫力降低，否則受精卵以及剛成形的胎兒就會被排出去。由於脾氣掌管身體的免疫系統，所以女性一旦懷孕，直到分娩或者流產，整個過程中，女性都處於相對脾氣虛的狀態。

這也是為甚麼很多人懷孕初期會覺得渾身疲勞、無力，很容易感冒。有的人甚至還因為不知道這是懷孕的早期症狀而亂吃感冒藥，到發現自己懷孕的時候，就擔心藥物會不會影響胎兒。女性之所以在懷孕早期容易感冒、總覺得疲乏，也是因為在懷孕初期，脾氣虛了，抵抗力降低，脾虛導致其所主的肌肉無力。

健康小知識

排斥丈夫細胞的情況，在新婚不久就懷孕的人身上特別明顯，因為雙方的身體還沒有互相熟悉，精子和卵子對對方都仍懷有「敵意」，這個時候的排異是最明顯的。

醫學上有個統計，妊娠高血壓最容易在剛結婚不久就懷孕的女性身上出現，因為夫妻之間彼此還不適應，而高血壓就是母體排異的表現之一。如果這個女性後來離婚了、改嫁了，遇到第二任丈夫，還是剛結婚就懷孕，這個問題依舊會出現，因為她需要重新適應這個新個體。至於結婚很久或者有性生活很久之後才懷孕的女性，這個問題會稍輕一些，但排異始終會存在，畢竟孕育的新生命有一半的基因和自己不一致，來自孩子父親的那一半到任何時候也算是「異體」。

因此，無論是生產後還是流產後，都要進行特殊保護，其中保溫是最重要的一項，這也是針對懷孕之後下降的免疫力。因為人體免疫力下降的第一個表現就是禦寒能力下降，而且分娩之後，產婦會大量排汗，容易着涼。

過去受生活條件所限，很難保證在恆溫的條件下洗澡、洗頭，因此容易着涼。所以，傳統觀念強調的保溫就演變為不洗頭、不洗澡，事實上，如果以前也可以解決洗澡時的恆溫問題，這個傳統顧忌就不會傳下來。所以，只要保證溫度適宜，生完孩子洗個澡好好休息，所有的產科醫生都不會反對。遺憾的是，現在的年輕女性不了解箇中緣由，將不能洗澡之類的傳統坐月子規矩統統視為不合時宜，非要「以身試法」，結果也就忽略了受涼留下的後患，瘀血就是惡果之一。

血和水一樣，遇寒則凝（遇寒則流動緩慢）。分娩或者流產後，人體要迅速排出子宮中殘留的血，這叫「惡露」；如果遇寒了，血流就要減速，惡露就會排不乾淨或者需要很長時間排出，這就造成了瘀血。

健康小知識

分娩後產婦要大量排汗，是因為懷孕時身體瀦留了大量的水，要在分娩之後儘快通過排汗的形式把水排出去，以減少心臟負擔，這是生理現象，和虛沒關係，再壯實的產婦，包括生育前是運動員的，生產後也會大量出汗。

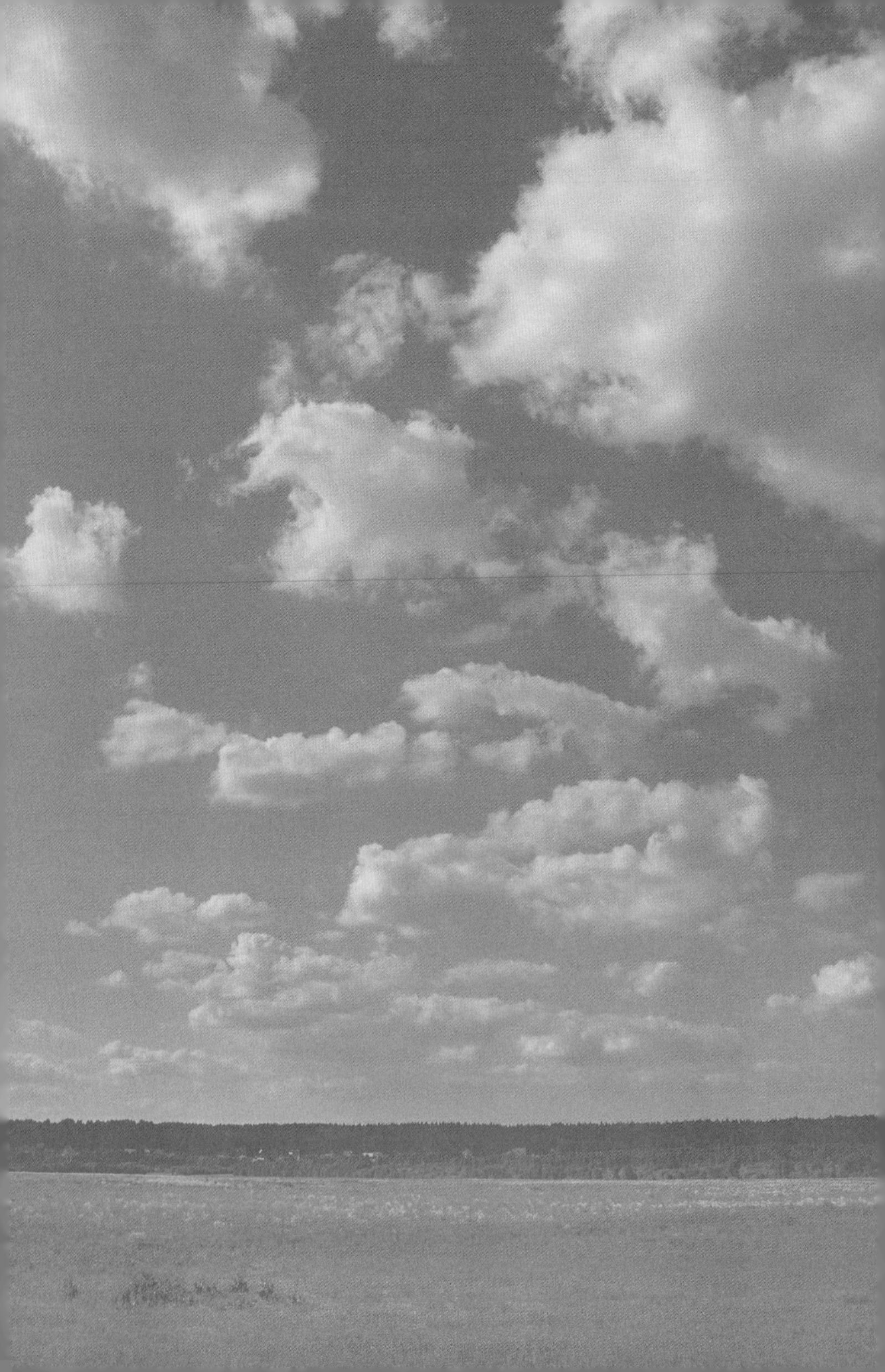

心情調得好，青春健康都得到

女人要變漂亮，除了要保證氣血充盛外，還要保證氣血的順暢。只充盛，不順暢，就會出現失調，體內就會有鬱滯。而肝藏血、脾統血，脾氣健運，氣血生化有源，血量充足，則肝血充盈；所以說，不容易老的女人多數都懂得調養脾胃。

「相由脾生」，何苦太抑壓？

「誰」欺負了脾？

脾氣虛的女人老得快，那麼，甚麼情況下脾氣會虛？又有甚麼原因會造成脾氣虛？

在中醫理論中，導致脾氣虛的原因分別是勞倦、飢飽不時以及憂思，有趣的是，前兩個原因都隨着時代變遷而有所轉變。

	過去	現在
勞倦	・曾是導致脾氣虛的最常見因素。 ・體力勞動曾經是中國人最主要的謀生方式，脾主肌肉，人體對肌肉的過度使用、對體力的過度消耗，直接殃及脾氣。	・勞倦的問題已不復存在，人們甚至因為過分缺少運動，而把脾氣養虛了。
飢飽不時	・以往很多人三餐不保，因營養匱乏而影響了體質。 ・那時候的脾氣虛是「貧窮病」，人們因為貧困而導致脾氣虛。	・人們不再有營養不良的問題，反而營養過剩。 ・以往的脾氣虛是餓出來的，而現在的脾氣虛則是吃得太飽撐出來的，脾氣被日漸豐富的食物累虛了。

導致時下中國人脾氣虛的一個重要因素，是思慮過度、想的事情太多。

心屬火，脾屬土，按照五行生剋的順序，木生火、火生土，心是脾之「母」，心裏想的事情太多、心思太重，會直接傷及作為「母親」的心。「母親」弱了，「兒子」自然不會強壯，所以作為「兒子」的脾氣，就會隨着心事的增多而變得虛弱。很多人在考試前的溫習時期，胃口不是很好，就是因為心血在學習中消耗了，由心傷及脾。所以，一個人思考、顧慮愈多，脾氣就愈容易虛損。在這個靠思維生存的社會，脾氣虛無可避免地成為常見問題。

與心理關係密切的另一個因素是肝氣。肝在五行中屬木，而在五行相剋的順序中，木剋土，所以肝氣盛的時候，脾氣就要受「欺負」。甚麼時候肝氣會過盛呢？就是心情抑鬱、情緒壓抑的時候，這在現代人身上很常見。

長期在鬱悶的情緒中生活，脾氣就長期處於被「欺壓」的狀態，怎麼可能不虛？現今很多人之所以脾虛，就是因為「自殘」，常常處於肝氣太旺的狀態，把就脾氣欺負得抬不起頭來。

脾氣虛是女人老得快的關鍵，而心思過重，或者總是生氣，則是造成脾氣虛的原因，它們間接地加速女人的衰老。其實細想一下也合理，一個總是愁眉不展、憂心忡忡的女人，怎麼可能青春常駐？這些與心理、情緒直接相關的因素造成的問題之一就是「鬱」。和前面說的「不通」一樣，這也是一種不通，只是這種不通的通道是無形的，用中醫術語說就是「氣機不通」，這是影響女人健康、容顏的另一個關鍵因素。

健康小知識

對醫學知識有點了解的人都知道，疾病分功能性的和器質性的。功能性的往往病情輕，器質性的一般都病情偏重，因為功能是可以調節的，到了器質性階段，器官組織的結構都改變了，比如肌肉萎縮了、心臟變形了等，這個時候就很難僅靠吃藥來治癒。但是，如果功能性的問題總得不到解決，就可能發展為器質性的病變。例如月經不調最初是內分泌功能失調引起的，用中醫的話說就是肝氣鬱結，又沒及時進行疏解，月經來得愈來愈遲，甚至不來，久而久之，子宮內膜就萎縮了（發生器官組織的結構改變），有的人甚至就此停經，失去了生育的能力。

中醫說的「氣鬱」、「氣滯」之類總稱為「氣機不調」的症狀，都屬於功能性的。中醫裏所說的「氣」，在某種程度上就是指生理功能，導致氣機不調的原因就是功能行使得不順暢，或者說功能運行這條無形的通道不通了。這種「不通」在女人中更常見，也是女性很多疾病的根本原因，因此這是女性保養必須首先要顧及的問題。只有在功能性階段改變諸多不通的問題，才能避免讓更加嚴重的器質性疾病成為事實。

肝氣盛，脾受欺，臉色不會美

有一種女人，雖然身材纖細、皮膚細膩，但一張臉經常像關公般紅，不僅影響外表，而且臉紅時自己也感到很不舒服、很煩熱。

當駐院醫生的時候，我跟着老師看過一個二十四歲的女孩子，她是溜冰運動員，平時常在體育館裏練習，來醫院就是為了治療臉上總是發紅、發熱的毛病。她說，一起訓練的女孩子都白白淨淨，只有她總像個「紅臉關公」似的，別人見到總問她怎麼了，是不是有甚麼事讓她興奮得滿臉通紅。特別當大家在開會，或者室內悶熱的時候，情況更嚴重。因此她總是端一杯涼水，一邊開會，一邊冰敷自己的臉。冬天明明覺得很冷，手腳也冰涼，但臉依然發熱，她自己也覺得像有一股火鬱積在身體裏。

人的臉部是胃經經過的地方，所以臉上的問題，比如長痤瘡，一般人都覺得和胃火有直接關係，因此醫生也是給這個女孩子開去胃火的藥，她吃後不斷瀉肚，但臉紅的問題依舊。事實上，如果她除了臉紅，還口臭、食量大、大便乾，不久前吃過辛辣的食物，而且沒有明顯的手腳冰涼症狀，這種比較單純而統一的熱，可能就是胃火引起的。找中醫的話，一般會用含有石膏的藥物治療，比如「黃連清胃丸」、「黃連上清丸」之類。但這個臉熱手涼、內熱外寒的女孩子的症狀不是因為胃火，而是肝鬱，是因為氣機不通暢、氣血運行不暢。很多醫生想不到這一點，所以很容易誤治。

在中醫裏，肝主疏洩，被稱為「將軍之官」，就是形容肝這個臟器是不能憋屈、不通的，惟有肝氣運行的通道宣暢了才能使其正常。簡單來說，肝負責全身氣機的調理，氣機通暢的時候，身體臟腑的功能就能和諧、有序。一旦肝氣被鬱住了，功能就失調，就會直接導致熱量鬱積在體內散不出來，這就是所謂的「肝鬱化熱」，用現代醫學的概念來說，就是身體的散熱不均衡。

中醫五行說「金剋木」，肺屬金，肝屬木，肺管轄着肝。一旦肝氣過盛，肝氣鬱了，就會反過來欺負身為「領導」的肺。在中醫裏，肺又主皮毛，肺被「欺負」了，和它相關的皮毛的功能就會受到影響，散熱功能就會失調，因此會出現忽冷忽熱、皮膚忽紅忽白的情況，其實癥結就在肝氣鬱結上。

我們有時候看到人很生氣的時候，面色也會變得一會兒紅、一會兒白，在電影中甚至還會看到人氣得吐血，這其實是

健康小知識

黃連清胃丸是針對胃火的去火藥，最適合用在吃了過多辛辣、油膩食物之後出現的口臭、便秘等症。在吃麻辣火鍋之前，你可以少量服用一點，也能對胃火起到防患於未然的作用。在感冒發熱初期，如果沒有很好的去肺火的藥物，也可以先服用這個黃連清胃丸，因為它可以通便，而大便通暢對肺火、胃火都是有效的遏制。

合乎醫學理論的，因為這人動了肝氣，而且殃及肺，膚色的改變是肺被肝「欺負」的結果，而突然吐血則叫「肝火犯肺」。

因為肝氣鬱結導致的發冷，和體內有寒時感覺的發冷不同，後者能感到身體從裏往外冒寒氣，會本能地想要穿厚衣服、接近熱東西；但肝鬱的人不同，他們會抗拒熱的東西，知道自己愈熱，臉部就會愈紅、愈燙。他們的發熱也和體內有熱引起的發熱有所不同，體內有熱的時候，人會想喝水，而且喜歡喝冷水，喝了冷水之後覺得痛快；但這種肝氣鬱結造成的熱是鬱熱，病人不喜歡喝冷的東西，而且能感到自己的熱被鬱住了。前面提到的那個溜冰運動員就說，總想給自己的皮膚刺個洞，讓裏面的熱散出去。這種情況下，只有疏肝才能把不均衡的熱疏散出去。

雖然她只有二十四歲，但她的臉上發紅、發熱，和更年期女性的臉部紅熱的機理類似，都是體內激素失去平衡導致的。只是年輕女孩子的激素失衡程度輕，病情也相對單純，通過調理就能順利解決問題。這個女孩後來吃的是以「逍遙散」為基礎的湯藥，方子裏有柴胡和薄荷這兩味有宣散肝經鬱熱作用的藥物，為的是幫她把鬱熱透散出去。她吃了這藥後，臉上發熱的情形明顯減輕。一個多月後，她在比賽之前來看病，想帶點中成藥「加味逍遙丸」走，那時候，她已經是個很秀氣、白淨的女孩了。

這種寒熱不均的問題，如果遇到一個庸醫，不是單純地清熱以去臉部紅熱，就是單純地溫裏以解手腳之涼，兩者都是明顯的錯誤，而且會加重臉部的鬱熱。因為無論是單純地清熱，還是單純地溫裏，都會加重肝氣的鬱結，除了不能治癒臉紅，還可能導致長斑（如黃褐斑、蝴蝶斑），年紀輕輕就步入失調的中年期。

想防斑？疏肝才是根本！

臉上長斑的人都有經驗，如果近來工作特別累、壓力特別大、心情不太好，臉上的斑就更加嚴重，即便是用了最高級的煥膚產品，也最多能維持白淨一個月左右。一個月之後，如果之前的壓力狀態不改變，斑還是照長不誤。很明顯，局部祛斑的效果是暫時性的，這與皮膚細胞的代謝周期有關係。

斑點的形成其實是源於皮膚的自我保護機制。日曬的時候，人體系統會自動對日光做出反應，像我們夏天會打傘、戴墨鏡一樣，皮膚也會合成黑色素，集聚在皮膚表面，對身體產生保護作用，不讓皮膚被曬傷；這些保護身體的黑色素，就是斑點。

所謂祛斑，其實就是通過各種藥物將已經沉積在皮膚上的黑色素淡化、腐蝕，甚至「燒掉」。能迅速祛斑的物質大多通過對表層的腐蝕來達到效果，「氫醌」就是一例。

氫醌之所以能美白，是因為它能抑制皮膚細胞裏的酪氨酸酵素。酪氨酸經過酪氨酸酵素的激活作用，氧化變成黑色素。用了氫醌，就能抑制反應中的酵素的活性，使酪氨酸不能變成黑色素，黑色素就會逐漸淡化，皮膚就會變白。這個美白效果是借助氫醌終止皮膚色素的「變黑」反應，停用以後，如果病因還沒有祛除的話，比如還是繼續曬太陽，或者內分泌調節還是有問題，酪氨酸酶就會繼續把酪氨酸轉化為黑色素顆粒。由於皮膚細胞的代謝周期是二十八天，所以就算色斑都消掉了，但只要內裏的問題沒解決，二十八天後，又會有一批新的皮膚細胞帶着斑長成。所以，護膚品的淡斑效果最長也只能維持一個月。

如果你的家族裏，母親、姐妹都有斑點，那你就是黑色素很容易沉澱的體質，你體內的黑色素可能等着日光的召喚，日曬到一定程度，斑馬上就會長出來。這種人需要加倍注意防曬，即是在冬天、在室內也不能鬆懈，因為能讓你長斑的紫外線是可以穿透玻璃的，即便是冬天，體感溫度很低，但陽光對皮膚的刺激卻沒減少，所以只要是白天，也最好用有防曬功能的護膚品，要標明有 SPF 和 PA 兩個值，前者阻擋中波紫外線，後者阻擋長波紫外線。如果你不是正午出門，防曬系數可以低一點。

健康小知識

氫醌是處方藥，必須由醫生決定使用範圍、分量，因為它的濃度控制很重要，如果濃度沒控制好，細胞生成黑色素的功能就會被氫醌徹底抑制，這時候就不是長不長黑斑的問題，而是會出現白斑。

黑色素由酪氨酸形成，黑色素很容易沉澱的人，本身身體也存在問題，要麼是體內的酪氨酸過多，要麼是幫助酪氨酸轉化為黑色素的酵素過多或者作用過強，這都使她們易患黃褐斑。那麼，哪種病態會促使黃褐斑長成呢？

有人做過相關實驗，先令一群小白鼠處於和人一樣的肝鬱狀態，結果這些肝鬱的小白鼠的皮膚黑色素明顯增加。另一個實驗亦發現：用中藥治療補氣、補血、解鬱的病人，他們的酪氨酸酵素——黑色素形成時的關鍵物質——的活性開始降低。由此可見，肝鬱可以促進皮膚黑色素形成，而疏肝養血的藥物不僅能使人的臉紅、燥熱感減輕，還可以抑制黑色素的形成，達到祛斑、防斑的效果。也就是說，如果一個女人長期肝鬱，而且因為肝鬱而脾氣虛，斑點就是她變老的開始。

我們很少見到男性臉上長黃褐斑，即便他們每天風吹日曬得比女人還要嚴重，這是因為女人「以肝為先天」。簡言之，

健康小知識

黃褐斑曾經被認為是妊娠斑，甚至有人借此來質疑女人的操守問題，是因為在過去，女性沒有這麼多生活壓力和情感誘惑。對當時的女人來說，身體激素波動最大的莫過於懷孕，那是她們長斑的唯一時機。現在不同了，女人接受到的外界刺激已經今非昔比；每種刺激都足以調遣體內的激素，因此現今女人長斑是再自然不過的事。

日曬是長斑的誘因，而身體內裏的問題、肝鬱以及由肝鬱導致的脾氣虛，則是長斑的根本。

消除黃褐斑，必先解肝鬱！

女人想變漂亮，除了要保證氣血充盛外，還要保證氣血順暢。只充盛，不順暢，就會出現失調，就會有鬱滯。

純粹氣血虛的人現今不是很多，因為大家的營養狀況都很好，但怎能使吃進去的東西轉化的營養得到合理、平衡的分配？這就牽扯到中醫裏的「肝」的問題了，因為肝氣順暢，氣血的運行就順暢，肝氣鬱結則反之。長斑就是肝氣不順暢的結果，所以中醫將黃褐斑稱為「肝斑」。而因為肝氣鬱結長斑的人，斑點的顏色一般是發青的。

青色是中醫裏所說的肝的顏色，人生氣的時候會「青」筋暴現，氣得面色發「青」，之所以會出現青的顏色，就是因為動了肝氣。中醫裏的肝氣和情感直接相關，發脾氣是動了肝氣、

健康小知識

中醫說女人以肝為先天，養肝對女人而言非常重要。女人的先天一方面要肝血的濡養，另一方面還需要肝氣不鬱。這裏說的是中醫裏的肝，這個肝和情緒、和西醫說的內分泌關係密切，因此保持心情舒暢是女人保養的一大關鍵。

肝火，情緒壓抑就是肝鬱……總之，情緒的不順暢都和肝有關，也都容易出現青的顏色。如果你的黃褐斑顏色發青，說明肝鬱是主要成因。

治療肝鬱，最經典的藥物就是「加味逍遙丸」，中醫治療斑點而開出的方子，一般也都是在這個基礎上加減的。明代名醫趙獻可評價「逍遙丸」時說：「以一方治木鬱，而諸鬱皆癒，逍遙散是也。方中柴胡、薄荷二味最妙。」

養生小見聞

我以前有個同事，心頭很高，但是心胸狹窄，每天上班都沉着臉，覺得誰都是她的競爭對手，整個辦公室都被她弄得很不愉快，她自己也不見得快樂。她每次身體檢查，都發現乳腺增生，而且臉上有很嚴重的黃褐斑，又經常因為情緒不好而影響胃口。那時候，人們總覺得只有懷孕的時候才有黃褐斑，因為懷孕的時候，激素變化太劇烈，但她連男友都沒有，卻也長了黃褐斑。為甚麼？原因很簡單，就是因為她每天的不愉快一直在刺激自己的身體，雖然沒懷孕，但體內的激素水平估計早就因為心情的刺激而變得「波瀾壯闊」。

她的抽屜裏總是放着各種藥物，其中包括「逍遙丸」，但一直到她辭職，這個病也沒解決，就是因為她的個性沒改變。

這句話給了大家一個提示，適合服「逍遙丸」的人，如果症狀沒那麼明顯，平時可以用「薄荷茶」調養，因為薄荷有很好的解鬱作用。方法很簡單，就是到中藥店買些薄荷，一般是乾的，像沖茶一樣沖泡，加點冰糖，甘甜清涼、沁人心脾的同時還能解鬱。你甚至可以養一盆薄荷，隨時揪幾片新鮮的薄荷葉來泡水，不僅解鬱，還很有情調。

加味逍遙丸

功能主治	·疏肝清熱，健脾養血
適用症狀	·肝鬱血虛，肝脾不和引起的兩脅脹痛，頭暈目眩，倦怠食少，月經不調，臍腹脹痛
主要成分	·柴胡、當歸、白芍、白朮（炒）、茯苓、甘草、牡丹皮、梔子（薑炙）、薄荷

藥材小解說

薄荷	為唇形科植物薄荷的莖葉，味辛、性涼，歸肺、肝經，有疏散風熱、清利頭目、利咽透疹、疏肝行氣等功效。
柴胡	為傘形科植物柴胡的根或全草，味苦、辛，性微寒，歸肝、膽、心包、三焦經，具有疏肝利膽、疏氣解鬱、散火等功效。

肝鬱的人，不僅容易長斑，還容易出現「梅核氣」，總覺得咽喉裏有東西，喝水、吃東西的時候都吞不下去，有的人甚至懷疑自己得了食道癌，整天為此憂心忡忡。

食道癌是食道裏長了異物，吞咽食物（特別是固體的、硬的食物）時，有噎住的感覺，喝水或者咽口水時，這種感覺就減輕了。而這種梅核氣的異物感是，當你真的開始吞咽食物時，異物感的症狀反倒減輕，因為梅核氣的異物感本身就是一種錯覺，吃飯的時候，或者因為其他事情把注意力轉移開了，這個原本並沒有實物的感覺也就減輕乃至消失。看中醫的話，這種情況一般都屬於肝鬱，西醫會診斷為咽神經症，總之都不是器質性問題。

黃褐斑、乳腺增生、子宮肌瘤、梅核氣，以及到三、四十歲才長的青春痘，這些疾病往往相互聯繫在一起出現，因為它們的病因都一樣，就是肝氣鬱結。

用藥物適當調整之外，有幾個穴位（如腿上的三陰交、太溪和太沖穴）可以經常按摩或者刮痧，這樣能慢慢使臉上的斑變淡，減少「過期」痘痘的出現。

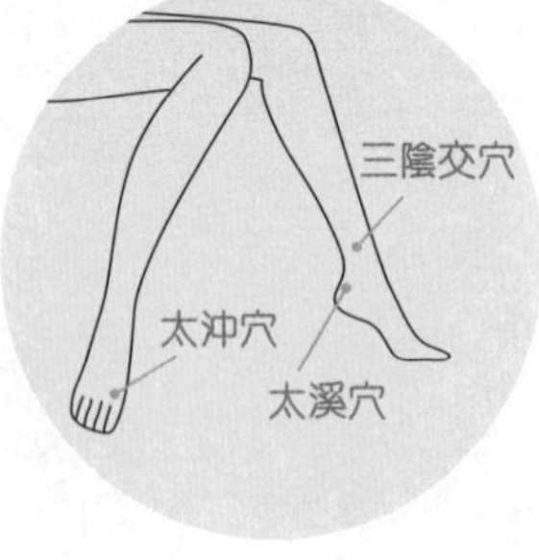

三陰交在小腿內側，內踝尖直上三寸，脛骨的後緣就是；這個穴位又被醫生們稱為「婦科三陰交」，可見其和婦科疾病的關係之密切。月經前後，自己按這個穴位都會有

明顯的壓痛感，按摩這個穴位一直按到不痛了，就能達到治療目的。

而太溪和太沖這兩個穴位，早就有人做了實驗，結果發現月經前後，這兩個穴位的電反射都有明顯不同，所以平時經常按摩或者用刮痧板刮、點按這幾個穴位，對改善與婦科疾病有關的內分泌問題很有作用。

還有一種黃褐斑，斑點的顏色偏黃，這種人除了長斑，一般還有脾虛的症狀，比如很容易疲乏、消瘦，或者即使肥胖，肌肉也是鬆軟的，而且消化功能特別弱，動不動就肚子痛。

治療黃褐斑的周期比較長，因為能以黃褐斑的形式表現於外時，說明內裏的肝鬱和脾虛都已經很久了，這是個慢性過程，糾正起來自然也不是一朝一夕就能實現。如服用「補中益氣丸」，至少要以兩三個月為基礎，在糾正脾虛的過程中消斑。所以，這種人消除斑點的目標首先應該是斑點不再加重，其次才是逐漸淡化斑點，同時要注意防曬，不讓斑點有機可乘。

皮膚是人體最大的器官，而絕不僅僅是一層表皮，除了瘡瘍、癬子，以及蚊蟲叮咬之類的單純皮膚疾病或外傷外，皮膚上出現的很多問題其實都是內臟的外在反應，所以治療皮膚上的問題絕對不可能指望單靠皮膚科藥物，神經、內分泌等都與皮膚的狀態有關係。而內分泌又直接聽令於大腦皮質，和情緒、心理有關係，也就是說，任何的情緒起伏導致的內分泌失衡，都會從根本上影響到皮膚的狀況，那些外在的粉飾和保養是不可能從根本上解決問題的。

古往今來，情緒問題都是女人躲不過去的健康劫難，這之中當然包括了皮膚問題，所以，美麗容顏的大前提就是要保持一種放鬆、愉悅的心態，非此，其他的補救都無濟於事。

養生小見聞

我認識一個女編輯，人很瘦弱，她每天下班回家後，家人都知道不能和她說話，要等到她吃完晚飯了，才有精神開口。這是很典型的脾氣虛——虛弱的脾氣支撐不到晚上，必須要在補充水穀精微之後，人才能重新振作起來。

她的面色偏黃，而且還有明顯的黃褐斑，細看上去，斑點的顏色也是發黃的。黃色是脾所主，她的黃褐斑是因為脾氣虛導致的。這個女編輯後來一直吃由「補中益氣丸」演化出的方子，為的是調治她每到傍晚就疲憊無力的毛病。隨着這一療效的產生，臉上的斑點居然意外地變淡了，這就更說明她的黃褐斑起因在於脾虛。

癌症專找「抑鬱女」

過度抑壓的人易得癌症

上海中醫藥大學的何裕民教授說：「好女人更容易得癌症。」這樣的「好女人」通常比較認真、工作壓力較大、無法及時自我釋放或轉化壓力，或者說她們的職業要求必須服從安排，而她們的個性又要求自己服從，就是這些因素，成了癌症的「催化劑」。

外國的研究也顯示，乳腺癌、子宮頸癌等問題與無法排解悲哀的關係密切。而胃癌病人往往表現為過分謹慎、迴避衝突、小心處事，即使內心有強烈的不滿，也會委曲求全，長期憋悶着自己，肝氣鬱結是他們的常態。

對於這種人的品質，我們一般都形容甚至讚譽她們「克己」，實際上她們在委屈自己的同時，也直接剋伐着自己的脾氣，既「克己」又「剋脾」。脾氣虛了，原來潛伏在體內的、還沒形成氣候的癌細胞就有機可乘，癌症就會形成。

養生小見聞

美國《環境衛生》雜誌刊登過一個研究報告：女人過於潔癖，會增加患乳腺癌的風險。研究人員詢問了近八百名乳腺癌病人，和另一組同齡健康婦女，研究她們使用各種清潔產品和殺蟲劑的頻率，結果發現經常使用空氣清新劑的婦女罹患乳腺癌的危險增加兩成，每天使用空氣清新劑會使乳腺癌的發病概率增加三成，而固體空氣清新劑則會使乳腺癌的發病危險增加兩倍。研究人員把潔癖會增加乳腺癌的風險歸咎於過多地使用化學清潔劑，認為化學製劑與乳腺癌之間存在高度的關聯性。

但何裕民教授卻另有見解，因為他在與病人的交流中發現，這類病人很多都非常在意生活質量、很排斥化學清潔劑，她們只用清水及普通肥皂。之所以得乳腺癌，是因為這些有潔癖的人，本身就是完美主義者，潔癖就是她們追求完美的方式，這種人會事事追求至善、非常認真。比如家裏的茶杯必須放在某個地方，換了地方她就會責備家人，而且要馬上糾正，連這樣的小事都計較，可以想像她們在社會上、在工作中對自己有多苛刻了！如此長期追求完美，導致她們的「神經－內分泌軸」的功能一直緊繃着，引起內分泌長期失調，以至於靶器官乳腺被過度刺激，直到它受不了了，就發生癌變。而這個作用，甚至可能高於清潔劑的致癌作用。

所以何教授的結論是：潔癖與乳腺癌之間的聯繫未必是化學製劑，而是這類人精神上的長期受壓。

乳腺癌：氣出來？鬱出來？

醫生們還發現了另一個現象：當一個女性處於中醫所說的肝鬱狀態時，她體內的雌激素水平也處於高位。在乳腺癌病人身上，凡是手術後，雌激素水平過高，或者雌激素受體過高的人，往往都有肝鬱的表現。與此同時，這一類人比其他不肝鬱、情緒輕鬆的人，乳腺癌復發的可能性更高。肝鬱—雌激素—乳腺癌的規律，中醫古代醫籍早就有相關的記載。

明代名醫虞摶的《醫學正傳》中對乳腺癌的記載是：「乳岩，多生於憂鬱積憤中年婦女。」乳岩，就是乳腺癌。古人也發現，肝鬱的女性更容易得乳腺癌。對因為抑鬱導致的疾病，中醫一直講究用調的辦法，比如《女科經綸》中說：「凡婦人之病，多是氣血鬱結，故治以開鬱理氣為主，鬱開氣行，而月候自調，諸病自瘥。」

我認識一個治乳腺癌的專家，每次他看病的時候，問病人的第一句話都是：「你離婚了嗎？」每每被他問中的病人都很驚奇，他怎麼猜得出來呢？因為在他看過的病人中，婚姻不幸、愛情失意是這種病的重要誘因。用中醫辨證的話，她們很長時間都處在肝氣鬱結之中。和我們的祖先相比，現在的女性肝鬱的機會更多、程度更嚴重，因為社會競爭壓力大，增加了現代女性肝鬱的可能。

《名醫類案》對於因為情緒不暢引發的疾病做過統計，發現其中情志引起的疾病中，女人是男人的二點三倍。而且，就情緒的分類來講，男性多傷於勞心和苦思，就是動腦筋、冥思苦想；女人多傷於悲傷和憂慮，屬於純粹的情緒問題，後兩者都是由中醫所說的肝所主，糾纏久了就是肝氣鬱，所以中醫治療女性疾病有「中年責之肝」的理論。所謂中年，是指青春期之後、更年期之前的那一段女人最長、最精彩，也是最重要的人生，要處理的事情更繁複，壓力更大，所以更有機會肝鬱。

梅核氣、乳腺增生、子宮肌瘤，這一系列問題都相當於是同一棵樹上結的果實，很多人同時罹患這系列的幾種疾病，原因無他，就是因為肝鬱。而這還不是最嚴重的，最嚴重的是癌症，患癌（特別是患乳腺癌的女人），很少沒有肝氣鬱的病歷。

養生小見聞

我有個同事，三十多歲，沒結婚，是個孝順女。二〇一一年，她父親得了癌症，她一直在病牀前伺候，直到父親離世。陪着父親走過人生中最痛苦的時刻，是這個女人迄今為止經歷過的最沉重的事。之後我見到她時，發現她的樣貌變了，雖然人沒瘦，但臉上長了很多黃褐斑，而且乳腺增生得很嚴重。她問我這是怎麼回事。我告訴她就是因為鬱，父親的去世讓她悲傷、壓抑，肝氣因此鬱結了，臉上的黃褐斑也是她傷心的證據，要治療必須疏肝解鬱。

「第二大腦」是身心健康指標

我有一個朋友，是網站的管理高層，她的案頭總是擺着「保和丸」、「消食片」之類消食導滯的中成藥。按理說，這些藥物最常用在貪吃、而且因為貪吃而消化不良的男孩子身上。這朋友我從認識她開始就沒見她食慾怎麼好過，她從沒有甚麼特別想吃的東西，居然也會有食滯問題？會的。和那些真的因吃過量而食滯的人相比，她的食滯不是因為吃得過多，而是因為她的脾胃太虛弱。對別人來說很尋常的食物，對她來說已經超標了，或者說超過了她脾胃的承受能力，這使她沒吃甚麼就滯住了。她脾胃虛弱的原因何在呢？就是因為肝鬱，因為肝氣太強了，把脾胃「欺負」成虛。

我們常說的「上心火」、「動肝氣」都是在遇到不愉快的事件、情緒異常時發生的。兩者不同的是，「上心火」的時候一般是乾着急、沒辦法解決；而「動肝氣」不是着急，而是生氣，是因為一件事情而惱怒。如果這個人的脾氣因此爆發了，罵人或者摔東西，雖然有失教養，但火氣好歹還是發洩出去了。如果不好意思和人家爭執，氣就可能自己咽下去了，沒發出去的肝火就可能變成肝氣鬱結。

在中醫五臟的關係中，肝可以剋伐脾。只要肝氣鬱結了，沒處發洩，就要從脾上找排氣口，所以很多人脾氣虛，其實最早都因為生氣。主要症狀就是食慾不振或者食不甘味，問題都出在脾胃、消化和吸收功能上。

人體有個「第二大腦」，位於胃腸神經上，也稱為「腹腦」。之所以有這個稱謂，就是因為在人體的各大器官中，胃腸消化系統，也就是中醫說的「脾胃」，和情緒的關係最為密切。它們像大腦一樣，可以因為情緒而影響功能。比如有人請你吃大餐，你卻突然接了個電話，上司批評你工作沒做好，第二天要回去補救，即便是再豐盛的菜餚，你也肯定馬上就沒胃口。如果這樣的情況經常出現，你的消化功能肯定被削弱。所以醫生總是告誡家長，不要在飯桌上教育孩子，也是這個道理。

另一種影響脾胃的情況，就是雖然沒有突然而來的惡性刺激，但每天的神經都繃得緊緊。比如現在很多白領，競爭壓力很大，要揣摩上司的心思，要跟同事進行溝通，很難有時間讓自己徹底放鬆，因此經常鬱悶，久而久之就會傷到脾氣。

健康小知識

美國哥倫比亞大學解剖學和細胞生物學教授麥克・格爾森（Michael Gershon）在他的《第二大腦》（The Second Brain）中提出：「每個人都有第二個大腦，負責『消化』食物、信息、外界刺激、聲音和顏色，這個『腹腦』就位於胃腸壁的神經叢。」另外，在一次手術中，中國的腦外科醫生王錫甯也發現人體的腦組織外觀上的皺褶，竟然與腸組織外觀的皺褶驚人地相似……凡此種種都證實了消化系統，也就是中醫說的脾胃，是最容易受情緒、心理影響的。

我前面說的那個朋友，只要稍微吃一點硬的米飯，或是菜稍涼一點、肉稍為油膩一點，就會消化不了，所以才離不開助消化的藥物。實際上，這種純粹的助消化藥只能解決這一頓的問題。她如果想從根本上解決脾胃虛弱的症狀，首先要放自己一馬，不在工作中為難自己，不要對自己有過高要求，這樣就少了因為達不到目的而帶來的失落和鬱悶。肝鬱的機會少了，脾胃「受氣」的機會也就減少。如果這個問題怎麼也改不了，那唯一的補救辦法就是在這些消食藥之外，再加一點疏解肝鬱的藥物，比如「加味逍遙丸」，這是特別適合女性調養的藥，

養生小見聞

多年前我在醫院實習的時候，看過一個心理有點問題的年輕人，他因為長得不好看，很自卑，更不願意結交朋友。可偏偏他們家的客人很多，而且都會留下來吃飯。每當此時，這個年輕人都匆匆地躲到廚房裏，一個人把飯草草地吃下去。他來醫院是因為胃痛，我們做胃鏡檢查時嚇了一跳，包括我的老師在內，誰都沒見過那麼大的胃潰瘍！這是一種很嚴重的胃病，如果不控制，這樣大的潰瘍是會癌變的。究其原因，就是因為他長期情緒不暢，而且這種不暢總是發生在進餐前，是心理因素造成的身體問題。

專門針對肝氣鬱結。人是因為肝鬱而鬱悶的，肝氣不鬱了，人也就逍遙了。可以用「逍遙丸」配「保和丸」來吃，前者消滅過火的肝氣，後者幫幫受辱的脾氣。

強忍眼淚等於慢性自殺

元代名醫朱丹溪除了發明「相火」理論外，對心理治療也很在行。他創製了一種至今仍在用的藥物，叫「越鞠丸」，就是為那些鬱悶不舒的女人而製的。現在中藥店裏賣的是它的變方，叫「越鞠保和丸」，這種藥現在用於治療因為情緒問題引起的飲食積滯、消化功能失調。

朱丹溪在創製這個方子時發現：「一有拂鬱，諸病生焉。」意思是，凡鬱悶就會化火，就會生病。「鬱—火—病」這個公式是成立的。

越鞠保和丸

功能主治	．疏氣解鬱，和胃消食
適用症狀	．食積鬱滯，濕濁內生氣滯的胸腹痞悶，脘腹脹痛，噯腐吞酸，噁心嘔吐，飲食不消
主要成分	．梔子（薑製）、六神曲（炒）、香附（醋製）、川芎、蒼朮、木香、檳榔

在「越鞠丸」方子下面，朱丹溪記載了他治療過的四個病例，她們的病全和感情有關係。其中一個是「許婚後夫經商二年不歸」，「因而不食，困臥如癡，無他病，多向牀裏坐……」這段描述極生動，一副自閉的怨婦形象。怨婦所願未遂，鬱悶化火了，朱丹溪的診斷是「過思則脾氣結而不食」。怎麼把脾氣的結打開呢？朱丹溪決定「以怒氣沖之」。

中醫將喜、怒、思、憂、恐這五種情緒叫作五志，分屬心、肝、脾、肺、腎五臟。怒屬於肝；思，也就是鬱悶，屬於脾。肝能剋制脾，人生氣的時候，肝的木氣驟然生發，一下子就衝開了鬱結的脾氣。

朱丹溪親自出馬，惡言相向，那怨婦被氣哭了。朱丹溪讓她哭了兩個時辰，痛痛快快地流了眼淚，才讓其父母去安慰她，然後那婦人吃了一服藥就有了胃口。這種誘發流淚的辦法我們

健康小知識

我們都知道「肝腸寸斷」這個成語，其實它的來歷也能說明心情和脾胃的關係。據說在三國時期，有軍隊坐船過三峽，那裏有很多猴子。有個士兵從一隻母猴懷中搶了一隻小猴子上船，那隻母猴一直在岸邊飛奔般追趕，追着追着突然倒地斃命。人們很奇怪，就把這隻母猴解剖了，結果發現，母猴的腸子都斷成一段一段，於是就有「肝腸寸斷」這個成語，用來形容悲傷欲絕。這也是心理、情緒對消化系統影響的最好例證。

現在也會用，其實就是讓人盡情宣洩，給鬱悶一個出口，把鬱積的毒素排出去，用激烈的語言刺激其釋放負面情緒，燃點新的希望，鬱悶的心緒因此可解。

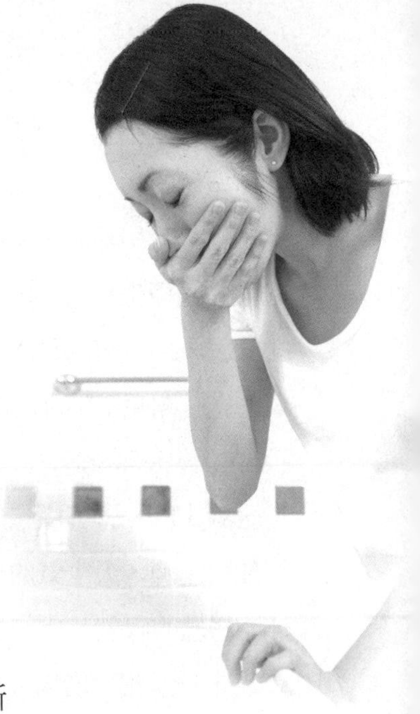

有心理專家研究發現，人悲傷時掉出的眼淚中，蛋白質含量很高，這種蛋白質是由於精神壓抑而產生的有害物質。如果壓抑物質積聚於體內，不隨眼淚排出，會對人體健康不利。所以美國的研究人員認為，眼淚可以緩解人的壓抑感，有一定的保健作用。

他們通過對眼淚進行化學分析發現，淚水中含有兩種重要的化學物質——腦啡肽複合物和催乳素，這兩種物質僅存在於受情緒影響而流出的眼淚中，在受洋蔥、冷風等刺激而流出的眼淚中則驗不出來。因此他們認為，眼淚可以把體內積聚、導致憂鬱的化學物質清除掉，從而減輕心理壓力。

養生小見聞

何裕民教授曾接診過一位將近六十歲，擁有一千多名員工的女企業家。偶然參加身體檢查，發現罹患晚期肺癌，癌細胞已經往多處轉移。何教授在博客上生動地記錄了她的精神狀態：「初見此企業家，一臉嚴肅，不苟言笑，也未流露任何恐懼或驚慌之態。……四個月後的一日，她又來上海診治。……所有指標的檢查結果均提示：她的病情已得到有效控制，筆者不經意地說了一句『你安全了』。誰知一臉嚴肅、不苟言笑的她居然『哇』的一聲哭了起來，許久才平靜下來，弄得在場的人均愕然，束手無策。

平靜後，她一邊擦着淚，一邊不好意思地說：『抱歉了！我太激動了，我整整鬱悶了一百三十多天，自確診起，我天天在數日子，除何教授你之外，所有的醫生都說我還有三個月、九十天，度日如年呀！而你卻說我安全了，故一下子眼淚就流了出來！』」

何教授進一步建議她天天放聲大笑或引吭高歌，建議陪她來的女助手多陪老闆去唱唱卡拉 OK。

那次之後，再一次來複診，這個女企業家蛻胎換骨似的。她的助手告訴何教授說：「有一回她唱着唱着，大哭起來，愈唱愈哭，愈哭愈唱，唱到後來她放聲大唱以後，情緒就好多了。」從那以後，這位企業家笑聲不斷，身體也日漸康復。

專家認為，女子的壽命普遍比男子長的原因，除了職業、生理、激素、心理等方面的優勢之外，善於啼哭，也是一個重要因素。通常人們哭泣後，情緒能平伏四成，反之，若不能利用眼淚把情緒壓力消除掉，會影響身體健康。因此，專家認為，強忍眼淚有時候就等於自殺。

一直以來都有「眼淚能排毒」的說法，但是眼淚畢竟量很少，通過那丁點眼淚來排毒顯然是不可能的。這種說法其實是在強調人流淚的時候情緒得以宣洩；能排毒的其實是這種宣洩，而不是單純的眼淚。所謂宣洩，就是保證情緒通道的通暢，這對女性至關重要。

放下自我就能自癒

流淚是宣洩的重要途徑，遇到情緒需要宣洩的時候，我們不要刻意強忍，這有利於情緒的平復。當然，最好的辦法還是避免產生不宣洩就不能活的情形，換句話說，就是不要為一點小事就鬱悶、壓抑、流淚，如果女性的心態能平靜至此，所謂「百毒不侵」，很多疾病都能避免。做到這一點就需要增長見識，「見怪不怪」的平靜來自於見得多、識得廣，這也是女性自我身心建設過程中的重要一環。

之所以中醫歷史記載的很多女人都是病在氣上，都是因為過去的女性基本生活在閨房之中，生活簡單而狹窄，她們沒甚麼見識。所以一件小事對她們來說也是天大的事，一個男人對她們來說就是整個世界，足以動氣，足以流淚，甚至賠上一生。

養生小見聞

我很喜歡舉中國著名作家史鐵生這個例子，他年輕的時候脊椎就受到損傷，此後幾十年一直坐在輪椅上寫作。他身體很差，曾開玩笑說自己的職業就是生病。

其實史鐵生在生病前是個很喜歡運動的人，個子也很高大，突然間被囚禁在輪椅上，這種境遇對誰來說，都會鬱悶終生。史鐵生也不是聖人，他能在艱難的情況下活下來，而且留下不朽著作，和他自己的心態調整很有關係。

史鐵生說過的話中，我印象最深的是：「剛坐上輪椅時，我老想，不能直立行走豈非把人的特點丟了？便覺天昏地暗。等到又生出壓瘡，一連數天只能躺着，才看見端坐的日子其實多麼晴朗……終於醒悟：其實每時每刻我們都是幸運的，因為任何災難的前面都可能再加一個『更』字。」

一個人能在不順利的時候仍舊知足，才能從低谷走向高峰，走過人生的難關。

怎樣才能知足呢？這需要一個「對照組」。史鐵生用癱瘓在輪椅上的日子，和因為壓瘡而只能躺着的痛苦做對比，就覺得自己每天的端坐是幸運的，因此而知足。作為常人，我們身邊有很多「對照組」，我們也都能從中找到比自己更不幸的人或事，讓自己知足，鼓勵自己堅持、不放棄。

人有了知足的心態和能力後，就能減少悲傷、哀怨的理由，人也就少了需要借助眼淚排毒的必要。

很多人生病之後去打坐、參禪，這些修練都有一個技術性的訓練環節，就是忘掉自我的存在，也就是大腦皮質放鬆對身體的所有管束，使身體的潛能在參禪中發揮出來，這就是參禪、打坐能治病的原因，這是狹義上的忘我的價值。廣義上說，人之所以感到悲傷、想要流淚，是因為他關注的僅僅是自己，僅僅是「我」。在心理學上，「我」就是一個容器，專門裝載憂愁、悲哀、痛苦。要想不悲哀、不傷感，只有把盛載這些情緒的「容器」打碎，就是忘我，「我」被遺忘了，悲哀、痛苦也就無所攀附。所以那些明明生活很優越，但總是感覺不到幸福的人，最好去做做義工，幫助那些生活艱難的人。很多人在做義工的過程中感到幸福，為甚麼？首先，對受助者生活困境的關注使他們在一段時間內做到了忘我；另外，他們在幫助別人的同時，也反觀自己。受助者的不幸給了他們一面鏡子，讓他們感到自己擁有的一切值得慶幸，逐漸感到自己的不幸福、不快樂其實是無病呻吟。

「予人玫瑰，手留餘香」，幫助別人的過程也是個利己的過程。利他就是最高境界的利己，因為人在利他的時候是忘我的，是在打碎承載痛苦的容器。

要增長見識，就要走出去，接觸人和社會。我們需要工作，不只是需要工作的報酬，而是需要工作帶給我們的見識。只有見識廣了，才不會只盯着自己以及自己的利益，這就是幸福開始的第一步。

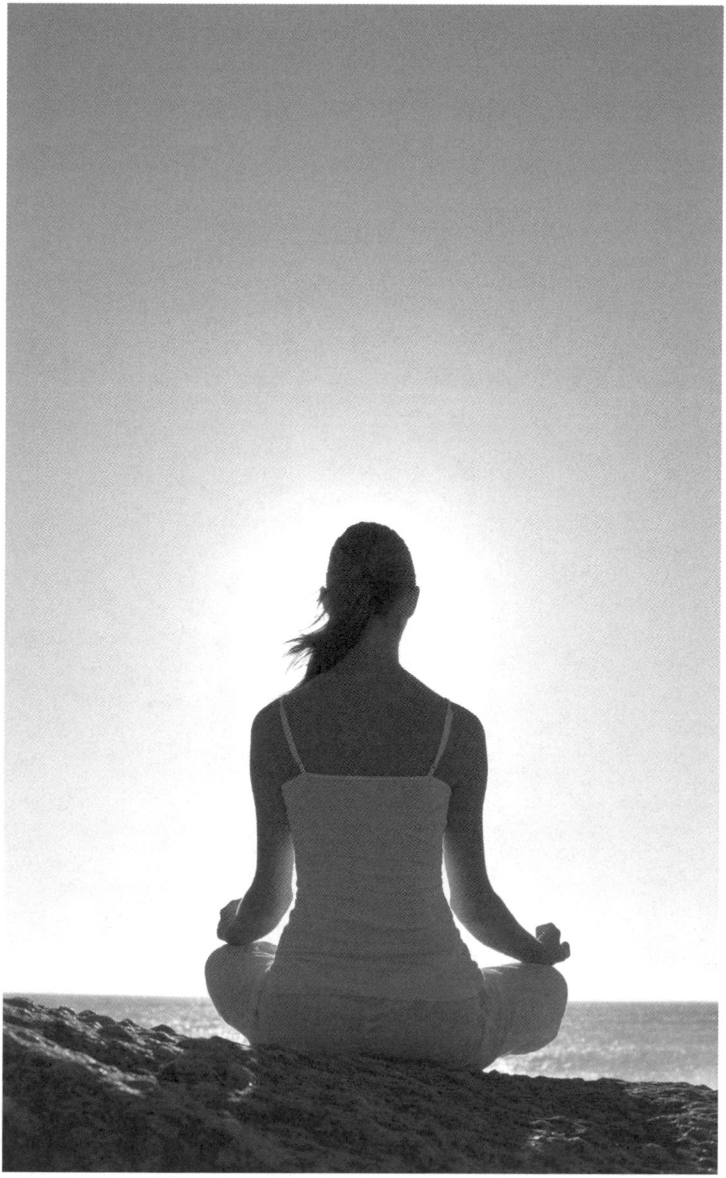

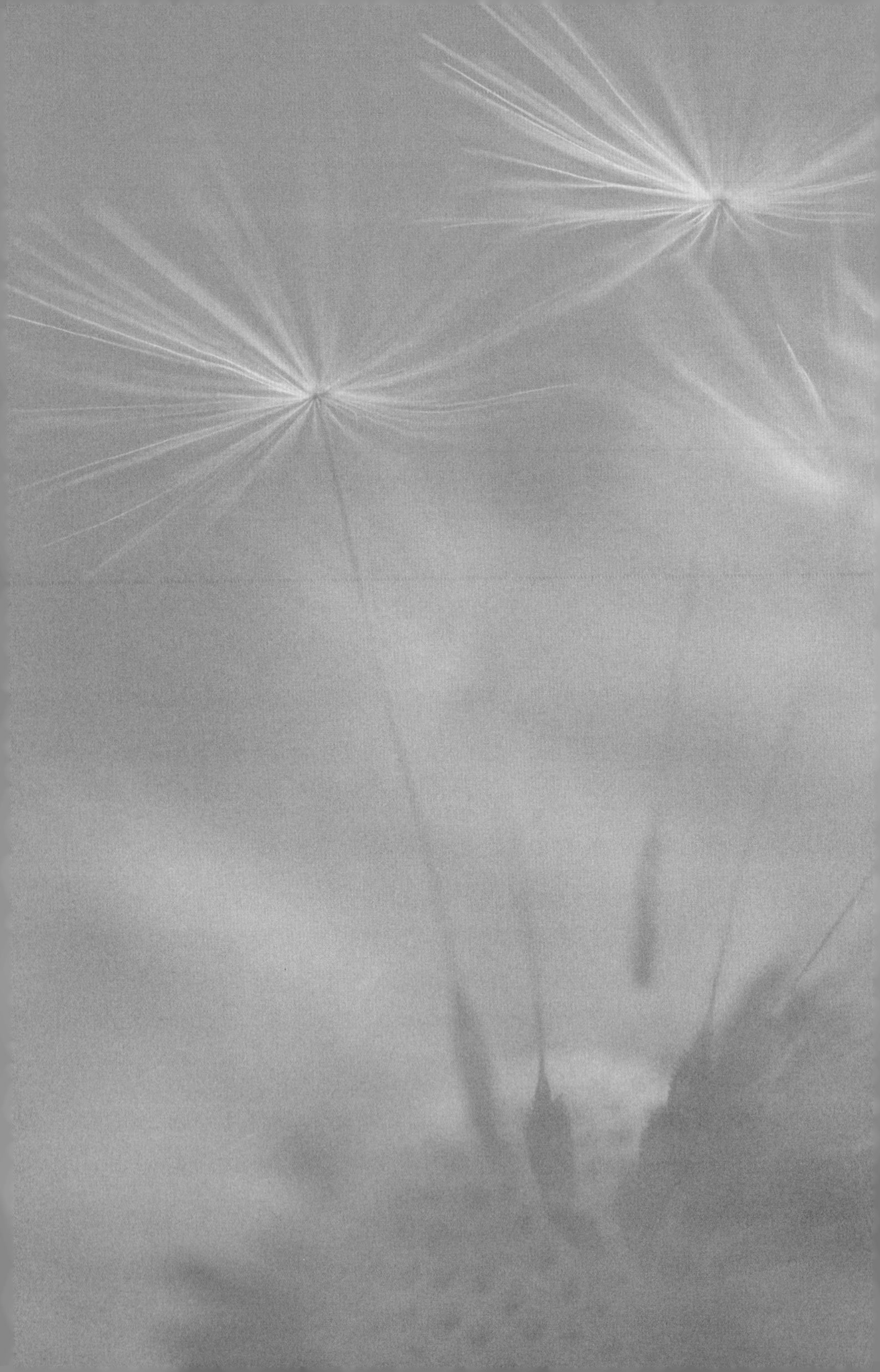

進補治脾虛，做個不老的美女

女人面容開始憔悴，頭髮開始脫落，乳房、臀部不再豐滿等變老症狀，都和脾虛有關。脾氣強健的女人，肯定線條緊緻、氣色良好。只有在年輕時就養成健脾的習慣，脾虛帶來的容貌和身形改變才可以減輕，甚至避免。

治虛先補益，補脾是關鍵！

「氣虛」=「脾氣虛」？

《黃帝內經》裏講到生物可以分為五類：毛蟲、羽蟲、倮蟲、介蟲、鱗蟲，分別屬木、火、土、金、水。其中，人屬倮蟲，而倮蟲屬土。作為一種屬土的生物，《黃帝內經》的理論認為：人是一種適合黃色的「蟲」。

既然人適合黃色，又屬土，那就意味着無論甚麼疾病，無論甚麼樣的治療方式，都應該「從土着手」，比如從土中求金、求水、求火、求木，土是其他四種元素的基礎。「從土着手」、「從土論治」是中醫治療很多疾病的大法，原則就是無論治療甚麼疾病都要重視脾氣，甚至都要從保護脾氣、補益脾氣入手。

中醫認為五臟分屬五個元素，心對應火，肝對應木，肺對應金，腎對應水，脾對應土。與命運、生死攸關的「土」這個元素，偏偏和脾聯繫在一起，可見脾在五臟中的特殊地位，以及其對健康之重要。

之所以如此，首先因為中國是農耕民族，飲食結構決定了脾氣的重要性；其次因為中國民族是個安靜內省的民族，與崇尚武力，相對外放、張揚的西方人不同，我們的強項是心，是思維，而不是力，不是肌肉。所以主管力和肌肉的脾，既是重要環節，也是中國人身上最容易出問題的薄弱環節。因此，我們只要談健康、談衰老，不論男女，都不可能離開脾氣。

因為這一點，屬土的脾胃才被中醫給予「後天之本」這麼崇高的「職稱」；也是因為這一點，金元時期的名醫李東垣才寫出中醫里程碑式的經典著作——《脾胃論》，從脾胃裏找出眾多疾病的原因及治法；也是因為這一點，漢代名醫張仲景的《傷寒論》中有一百一十二個方子，用藥不過百味，常用的更是只有幾十種，而甘草在七十張方子中都用到，是使用頻率最高的一味。

很多人以為藥方中用到甘草只是為了調和藥性，其實甘草的更大價值是補脾。因為甘草是黃色的，味甘，黃色和甜味都是入脾經的。每個方子都用上入脾經的甘草，就是為了在治療疾病的同時不忘保護脾胃，可見中醫對脾氣之重視。

另外，《黃帝內經》提到養生食物時，把五穀排在第一。所謂「五穀為養，五果為助，五畜為益，五菜為充」，意思就是穀物是人們賴以生存的根本，而水果、蔬菜和肉類等都是作為主食的輔助、補益和補充。「五穀」包括稻、麥、黍、稷、菽，就是大米、小麥、黃米、小米、黃豆。從中醫的角度說，五穀都入脾經，把養脾的五穀放在第一位，再次驗證了脾氣在中醫理論中的重要性。

大家可能注意到，我在前文中有時說「脾氣虛」，有時卻只說「氣虛」。為甚麼？有些氣虛的人可能也會問：「上火的時候分心火、胃火、肝火，我的氣虛到底是肺氣虛、心氣虛，還是脾氣虛呢？補脾氣能不能解決所有氣虛問題？」

其實，氣虛者主要虛在脾。補氣重在補脾氣，補脾氣就等於補了五臟之氣。

之所以一個脾氣就能統領所有氣虛，不僅因為「土生萬物」，中醫經典著作《黃帝內經》中更明示：萬病要「從土中求治」，這個理論已經點明：脾氣是其他臟腑之氣的基礎，而現在的臨牀實踐也證實確實如此。

中醫治療氣虛的「四君子湯」、「六君子湯」，治療肺氣虛的「玉屏風散」，治療心氣虛的「養心湯」，甚至外科用來治療虛性瘡瘍的「托裏消毒散」，以及治療慢性鼻竇炎的「溫肺止流丹」，主要組成的藥都是人參（黨參、西洋參、太子參）、黃芪、白朮、茯苓、山藥、扁豆，這些全都是入脾經的補脾氣藥物。可以說，補氣其實就是補脾氣，氣虛者補脾氣就足夠了。

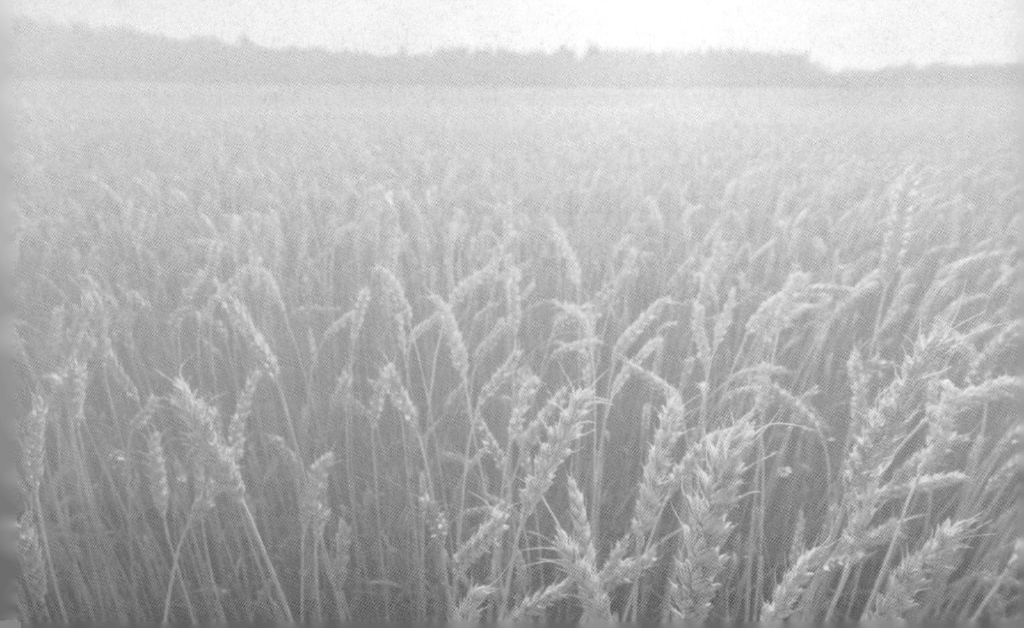

節能就可護脾氣

現在的人都講究進補，五臟六腑從何補起呢？如果你有非常明顯的腎虛、心虛症狀，可以針對性地進補，但其他人，特別是女性，則可以隨時從補脾開始，因為脾虛是中國人，特別是中國女性普遍存在的問題。

如果你特別容易感冒，即便天氣不熱，平時動不動就出汗，而且一吹風就生病，這種嬌弱的體質最需要補脾。因為脾為肺之母，所謂「母肥兒壯」，脾氣強壯了，肺氣就不虛，免疫系統功能也就能增強。

而如果你特別容易失眠，還經常頭暈眼花，中醫辨證可能屬於「心血虛」，那也該從補脾開始。因為只有脾氣足了，吃進去的營養才得以化為陰血，心血才能不虛，總是「流落街頭」、「居無定所」的心神，才能在充足的心血中「定居」下來，人也就睡得着了，這種人最適合的中成藥就是「人參歸脾丸」。

補脾的藥物不同於補腎、疏肝、清心的藥物，性質一般都很平和，當中藥食兩用的很多，比如山藥、蓮子、小米、薏苡仁、芡實、大棗。因此，補脾是最適合在日常生活、飲食中體現和進行的補益方式。

碳水化合物類的食材特別適合脾虛的人吃。從西醫角度說，碳水化合物是食物中最容易消化的，而脾氣花在消化碳水化合物上的能量也最低，遠遠低於消化蛋白質、脂肪。醫生現在對糖尿病人的飲食控制，也要求他們一天熱量的六成都要來源於碳水化合物。過去那種為了保持血糖不偏高，而用蛋白質代替碳水化合物的做法已經被否定，現在提倡的做法是在控制總熱量的基礎上，保證每天碳水化合物的攝入，因為消化碳水化合物所需的能量較少，能幫助身體節省脾氣。不傷脾氣，就是在呵護「後天之本」。

五穀中，小米、黃米都是黃色的，都入脾經，脾胃不好以及因為脾胃不好而氣血不足的人，應該長期吃小米、黃米。如果按中醫的藥性劃分，小米和黃米都是性溫、味辛的，所以比較適合早上吃。性質溫熱的薑也入脾經，建議早上起來吃，因為早上的時候，人體內的陽氣初生，脾氣還不蓬勃，需要扶助，以幫助它為即將忙碌一天的臟腑提供能量。所以很多懂養生的長壽老中醫都有早上喝小米粥、用生薑做小菜的習慣，都是為了補脾。

種過小米的人都知道，小米產量低，而且種幾年就能使肥沃的土地變得貧瘠，可見小米對土壤中的營養「掠奪」得有多徹底，它吸收的營養有多豐富！另外，一粒小米和一粒玉米都能生長成為一棵植物，自然是體積小的小米中的精華較多，這也是為甚麼小米一直是中國人補虛時的首選，因為它最大限度地吸收了土壤裏的精華。

藥材小解說	
蓮子	為睡蓮科植物蓮的成熟種仁，味甘、澀，性平，歸脾、腎、心經，有清心醒脾、補脾止瀉、安神明目、補中養神、健脾補胃等功效。
小米	為禾本科植物粟的種仁，味甘、鹹，性涼。歸腎、脾、胃經，有健脾和胃、補益虛損、和中益腎、除熱解毒等功效。

補脾是持久戰，進補勿急於一時

很多六個月到兩歲的孩子，到了秋天就會沒緣由地腹瀉，這在醫學上稱為「秋季腹瀉」，是由一種輪狀病毒引起的「自限性疾病」（即在發展到一個程度後就能自動停止的疾病）。眾所周知，病毒引起的疾病目前尚無特效藥醫治，因為病毒變異得太快，但幸好這類疾病多屬自限性，一般一個星期就會不治而癒。但是，這些腹瀉的孩子在等待痊癒的過程中，有甚麼藥物或者食物可以幫助他們熬過腹瀉嚴重的那幾天呢？

兒科醫生推薦小米粥，或者是小米湯上的米油。首先這是糖類（碳水化合物），最適合用來給腹瀉的孩子補充熱量，同時小米入脾經，對這些孩子來說，補脾尤其重要。而且醫生強調先要把小米放在鐵鍋裏炒到顏色稍微變深一點，注意不要加油，直接在鍋裏翻炒，顏色變深之後會有點香味出來，這個時候再用它來熬粥，健脾的效果就更好。

大棗肉也是黃色的，也入脾經，用它熬的粥以前是專門給虛弱的產婦喝的，因為分娩之後，人會氣血雙虛。對雖然不是產婦，但面色常年發黃、沒有光澤的「黃臉婆」來說，她們的身體狀況和產婦大同小異，都是氣血雙虛，只是程度上的差異而已，她們要想皮膚好，首先就要補脾氣。脾主運化，所謂「運化」，就是將食物中的營養吸收，並且運送到全身，其中也包括運送到皮膚。如果脾氣虛，首先無法吸收營養，其次無法將本來就吸收得不多的營養輸送出去。所以，我們經常見到怎麼吃都不胖，或者怎麼食用補品面色也不好的人，這都是因為脾氣太薄弱。

如果問我牛奶和粥，哪個更能調養身體？在今天的飲食條件下，我可能會選擇粥。牛奶的價值在於它的優質蛋白，但是對現今的人，特別是都市女性來說，蛋白質的攝入不是不足，

健康小知識

很多女性吃大棗是為了補血，事實上，如果單純為了補血，大棗的效果肯定沒有豬肝、動物的血以及瘦肉的效果好，因為植物性食物的補血作用沒有動物性食物那麼直接。想靠吃大棗補血色素，吃到血糖飆升效果也未必達到。

大棗的價值其實是補脾，脾虛補了之後，自身的消化、吸收能力就會增強，生血能力也自然增強，這才是中醫補血的真正內涵，就是補血、補脾。

而是超標。我們已經過了靠牛奶強壯身體的貧困時期，甚至對牛奶之類高蛋白的攝入量都需要加以控制。

另一個理由是，人體對蛋白質吸收的成本要比吸收澱粉類的食物高得多。人體在吸收牛奶的過程中要花很大氣力，但粥就不同；我們知道糖尿病病人應避免喝白米粥，因為人體對它的吸收太快，血糖會因此而迅速上升，但是粥的這個特點恰恰是它調養身體之處：人體吸收粥的營養最快、最直接、消耗的能量最少，也最節約脾氣。所以，中醫在講述各種虛症的時候都有個食療建議，叫「糜粥調養」，就是用軟糯的稀粥調養身體和脾氣都很虛弱的慢性病人。很多長壽老人在介紹自己的養生妙法時，都會提到喜歡喝粥，甚至幾十年都堅持每天晚上喝粥，這種飲食方式可以視為對生命力的一種節約。

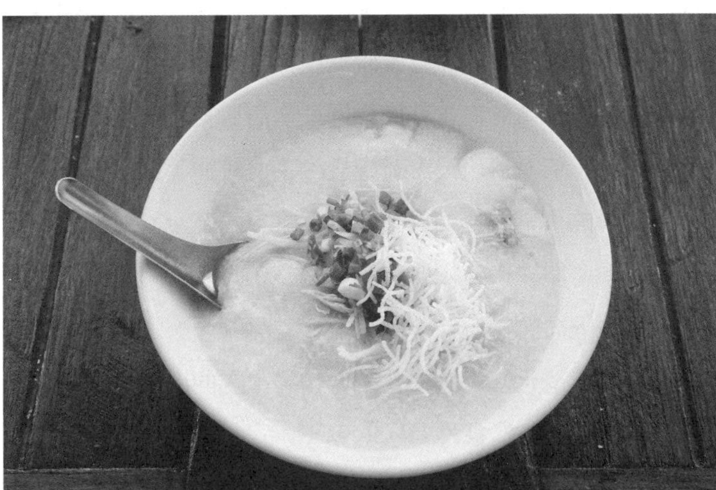

很多脾虛的人急於改善體質，吃各種補藥，但很快自己得出結論——虛不受補。不是吃了消化不了，就是虛的問題不見改善，這就是因為脾氣這個「運輸中樞」能量不足。路沒修好，車多了就會堵，欲速則不達。常食用以小米、大棗以及加了各類補脾藥熬的粥，採取這種緩慢柔和的方式對脾氣進行補養，就不會產生虛不受補的問題。由此可看出，補脾其實是一個每天都在進行、每天也都該進行的保養環節。而且不需要重劑量、烈藥材，只要堅持，持之以恆，脾氣虛的問題就可以改善。

手腳冰冷不可輕視

心絞痛和心肌梗塞都是冠心病的症狀，只是分屬不同階段。醫學上認為，心絞痛就是一次及時阻止的心肌梗塞。如果這次心絞痛時你及時吃了藥，或者你及時休息了，沒再繼續讓心臟過分勞累，心臟的血管及時擴張、血液也能及時供應，你的心絞痛就會好轉，你也就能躲過一次心肌梗塞的危險。如果沒及時吃藥，或者自己沒意識到發生了心絞痛，繼續做一些增加心臟耗氧的事情，比如過量運動、生氣，甚至大量喝酒、飽餐，心臟就會繼續拚命供血以滿足這一切，血管的供血不足就會加劇，會致命的心肌梗塞就可能接着發生……所以，每一次心絞痛都可能惡化為心肌梗塞。心絞痛出現的次數愈多，惡變為心肌梗塞的可能就愈大。

而一個氣虛的人，他的冠狀動脈的供血可能一直處於低灌

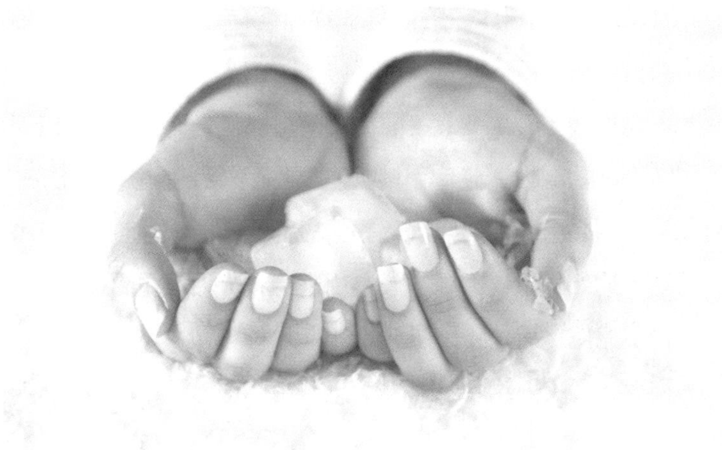

注狀態，即心臟的血液供應總是不夠，稍微一運動，心臟的供血需要量就增加，但他本身沒那麼強的供血能力，所以在別人眼裏看似很平常的體力活動，對他來說，都可能引發心絞痛，甚至心肌梗塞。

其實這種人是很吃虧的，他可能根本沒吃甚麼大魚大肉，為了養生，在飲食上很節制，但是這樣做也沒用，因為即便他的冠狀動脈沒因為血脂高而堵塞或者變得狹窄，他的心臟沒有足夠的泵血能力，冠狀動脈就會因為血液流量不夠而出現缺血，而且會因為缺血而引起心絞痛。

這種人除了很無辜地罹患上冠心病之外，還有一個經年依舊的問題，就是四肢不溫，不論冬夏，手腳總是冰涼的。這也和四肢血管的血液灌注不足有關，所以，解決他們手腳不溫的問題其實就是對冠心病的預防。

要想改變手腳冰涼的狀態，從年輕時就應該開始調理。用中醫方式來治療的話就要補益陽氣，這裏面其實包含兩個概念，一是溫陽，一是補氣。氣虛和陽虛可以是同一個方向上的不同階段，氣虛是功能不足，陽虛是能量不足。氣虛繼續發展，可以嚴重到陽虛，所以溫陽的藥一般都比補氣的性質要熱、藥力要猛，比如附子、肉桂一般會用來急救火力虛弱到極致的病人，但不能作為補養藥長期、大量使用。

雖然中醫擅長治療慢性病，但仍舊有很多可以應急的藥物。附子就是其中之一，它可以治療心力衰竭。但是，我們這裏說的手腳冰涼，雖然是因為氣虛，甚至夾雜陽虛，但這仍然是一個緩慢的進程，所以也需要相對緩慢和長久的補養，附子、肉桂之類藥性猛烈的藥物就不適合了。能補氣溫中的黃芪是個好選擇，因為黃芪入脾經，是補脾、補中氣的君藥，它能幫助鼓動心臟的肌力，使心臟搏動有力，可以把血送到肢端，手腳自然會溫暖。

在黃芪的基礎上，我們可以稍微加點溫陽的藥物，比如選擇性質相對和緩的桂枝。桂枝和肉桂都是桂樹上的一部分，肉桂是樹皮，桂枝是它的細枝。桂枝的作用比肉桂溫和，而且能協助黃芪幫助血液通達到手腳末端，每次用黃芪十克、桂枝五克煮水，每周喝三天這種水，就能和緩地改善心功能。這個藥方性質偏熱，如果這幾天舌苔很黃，就要停幾天，等舌苔乾淨了再用。如果患了感冒，這個藥也要暫緩服用，先把感冒的外邪清除乾淨才能繼續。如果你用了這個方子之後覺得口乾，有點上火的現象，但手腳的冰涼狀態改善了，那就說明方法用對了；將藥湯放涼了再喝，就能牽制一下藥物的熱性。

愈忙愈病？肯定是虛症！

「補中益氣丸」這種補脾藥，適合現代人經常服用。但如果僅僅按照「補中益氣丸」藥品說明書上的「主治」去使用，比如僅僅用這個藥治療胃下垂之類，這個經典名方的珍貴價值就沒有完全發揮出來，因為李東垣在《脾胃論》中對這個藥的注釋是：「氣高而喘，身熱而煩，其脈洪大而頭痛，或渴不止，其皮膚不任風寒而生寒熱。」如果我們能理解這一點，這方藥就被真正用活了，它的價值也能真正得到體現。

我有一個從事網絡事業的朋友，經常很累、壓力很大，人很瘦弱。有一段時間，她總是在下午兩三點鐘就開始發燒，體溫會在 38℃ 上下，心裏也覺得煩悶，總想喝水。一開始，她以為是辦公室的密封環境引起燥熱，但是她又不敢站在窗邊，因有點涼風吹過來她就覺得渾身發冷。很多女性都有這個現象，嚴重的甚至幾年內都持續低熱。初時她們很緊張，擔心患了血液病之類的，但到醫院檢查後，各項指標都沒發現問題，只是一到下午，就開始發燒、頭痛，人也很疲憊。如果休息得好一點，或者哪天不很忙，體溫可能就低一點。人愈累，愈容易發燒。

其實，這些症狀都符合氣虛的特點，就是李東垣所說的：「身熱而煩……其皮膚不任風寒而生寒熱。」結果，她吃了半年的「補中益氣丸」，無名的低燒真的就消失了。

無論是失眠、頭痛，還是發燒，中醫辨認它屬於實證還是虛證時，有個標準——「煩勞則張」。「張」就是浮越在外的意思，只要人在活動之後、疲勞之時感覺症狀加重的，往往都是氣虛，都是身體各功能不足，需要補。這種人早上起來就頭痛，因為早上是陽氣剛升的時候，頭是「諸陽之會」，必須有

健康小知識

我之所以認為「補中益氣丸」可以常服，這和李東垣的個性有直接關係。有說「醫如其人」，意思是醫生看病、開方的風格和他的個性很像。據古典上記載，李東垣為人周全、自律、嚴謹。有人不相信他的操守，一次請客時特意讓妓女對他進行挑逗，李東垣哪受得了？把妓女拉過的衣服扔掉之後憤然離席，恪守他的嚴謹風格。

他的方子也很像他本人，都開得穩健、周全、縝密，作為長期調養服用往往是安全的。只要你是個很容易疲勞，到了下午說話都有氣無力的，稍微運動就接不上氣，而且出汗嚴重的人，不管是脂肪多於肌肉的虛胖之人，還是肌肉單薄的乾瘦之人，都十分適合使用「補中益氣丸」。如果還有消化功能弱、稍微吃多點就堵在胃裏、大便經常不成形、舌頭質地偏淡、舌體偏胖等症狀，更可以常吃以保健。

陽氣的供養才能耳聰目明、頭腦清醒。這種氣虛的人，本身就虛的陽氣，在早上能供給頭腦的就更少，所以往往是早上起來就開始頭痛，特別是起得早的時候；到了下午，活動多了，氣又耗了，陽氣供養再次不足，頭痛的問題又可能出現。「補中益氣湯」可以治療這種虛性的頭痛。但是，通過「補中益氣湯」來改善脾氣虛的體質，至少要服用一、兩個月，因為脾氣的傷害、虛損也是「冰封三尺」之寒，是漫長的不規律生活的惡果。

脾氣養得好，肺氣也不虛

我見過一個經常出汗的孩子，在學校只要一活動就滿頭大汗，每次出去遊玩，她媽媽都先得找到一個有乾手機的洗手間，因為這孩子需要不斷去那裏把汗濕的頭髮吹乾，否則就會感冒。

孩子似乎比大人更容易出現經常出汗的毛病，很多人覺得這是孩子缺鈣導致的。事實上，以現在的飲食條件，缺鈣問題遠沒有大家以為的那麼嚴重，這症狀也是因為氣虛，其中包括肺氣和脾氣，一般中醫會診斷說是「脾肺氣虛」。

在中醫五行中，脾屬土，肺屬金，土生金，所以脾氣是肺氣之母，鑑於這種關係，這兩個臟腑是互相影響的，最常見的就是脾氣虛累及到肺氣虛，最典型的表現就是出汗多。

中醫理論裏，「肺開竅於皮毛」，皮毛、毛孔的功能正常與否和肺氣的強盛有直接關係。肺氣強的時候就能管好負責排汗的毛孔；肺氣虛了、約束不足，人的第一個表現就是汗多。

與此同時，中醫講，「肺主衛外」，意思是肺氣可以幫助身體抵禦外邪的侵襲。肺氣強的時候，好像在身體外邊豎起了一道城牆，保護着身體；肺氣一虛，這道衛外的城牆就不牢固了，首先表現出的就是連汗都控制不住，中醫術語叫「固攝不住」。而汗多的人也往往容易感冒，不僅因為汗沒及時擦乾又吹風，還因為他本身抵抗力就弱，就算擦乾了汗，但毛孔的衛外能力不足，還是很容易被病毒、細菌擊中，容易感冒。

在肺氣虛的過程中，脾氣虛起了「助紂為虐」的作用。因為身為「母親」的脾氣不足，作為它的「兒子」的肺就容易受影響。所以肺氣虛很少單獨存在，一般都和脾氣虛同在，導致

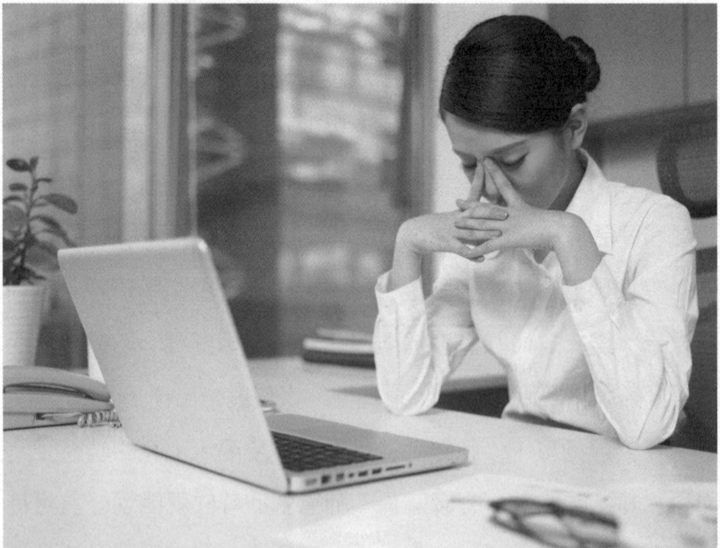

「脾肺氣虛」。這種人有三個特徵——經常感冒、經常出汗、經常疲勞，其中疲勞就是脾氣虛的典型症狀。

一個人如果總覺得自己氣不夠用，沒幹甚麼重活卻老是覺得提不起精神、拿不出力氣來，而且經常出汗，在白天尤其嚴重（這種汗不是因為天氣引起，也不是因為穿着、飲食引起，就是無緣無故地自己出汗，我們叫「自汗」），這就是脾肺氣虛的表現。這類人可以到中藥店裏去買點「玉屏風散」的口服液或顆粒，這是氣虛人在感冒高發時期預防感冒最有效的方子。

根據這個方子的理論，你還可以自我變通一下做個「山寨版」。我有個外甥女，二十幾歲，平時面色就偏白，而且不是有光澤的那種白，而是白。白和淡白不一樣，淡白給人感覺是淺淡的白，臉上沒有血色；白則是白，而且有虛浮、腫脹的意思。肺的顏色是白色，肺氣不宣的時候，皮膚會出現腫脹的現象（比如咳嗽嚴重的人，臉可能都被咳腫），所以白的面色往往是肺氣虛的表現。最嚴重的肺氣虛症狀就是哮喘引起的咳嗽，當哮喘急性發作時，病人的面色都是白的。

我的外甥女就特別容易感冒，後來我開了個方子讓她每天吃，就是十克黃芪連同三枚大棗煮水，每天下班回家後喝。與此同時，每天下班的第一件事，除了洗手，還要洗鼻子，把寄居在鼻子中的致病菌及時沖洗掉，如此堅持了半年，從此以後，就真的沒患過感冒。

黃芪和棗都是補氣的，補肺氣、補脾氣。肺氣虛的時候，要想根本改善，就要從培補脾氣做起。

健康小知識

「玉屏風口服液」裏面只有黃芪、白朮、防風這三味藥，因能幫助身體建立起抵禦外邪侵襲的一道「屏風」而得名。如果你是一個很容易感冒、平時動不動就出汗的表氣虛的人，在流感高峰期前吃一、兩周，比看似針對病毒的板藍根沖劑更有效果。

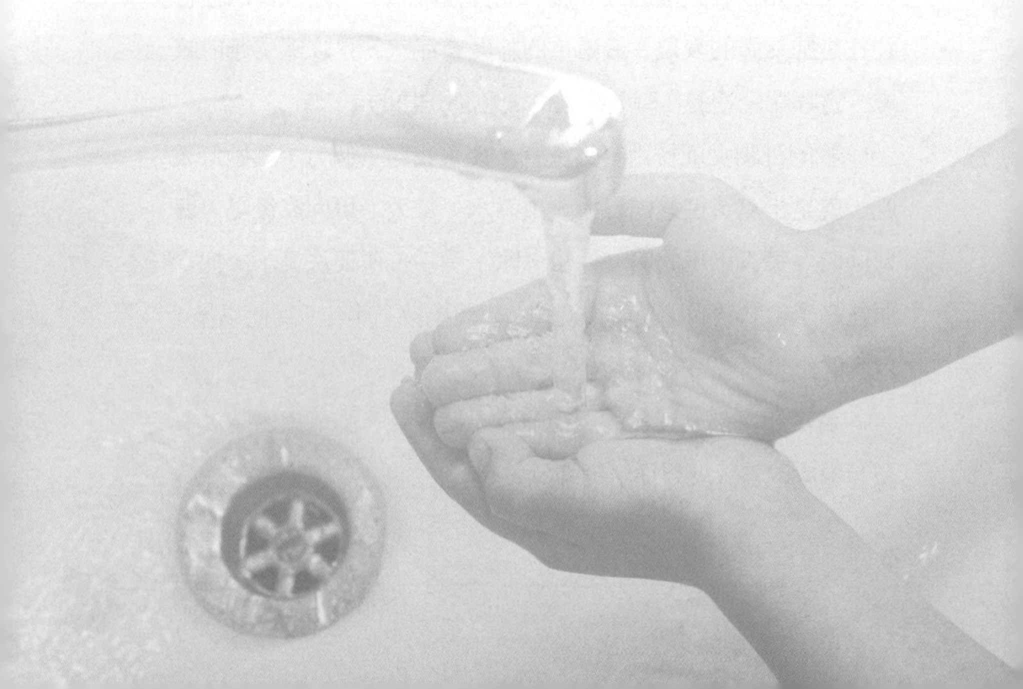

永保青春健康的秘密：補陽氣！

中日韓大不同，別再東施效顰！

我一直強調身體的保溫和飲食上忌寒涼，對女性很重要。但每次我說到這裏時，總有女孩子心有不甘地問：「人家日本、韓國的女孩子，生活環境比我們的要冷，穿得卻比我們少，難道人家就不會生病嗎？」

我覺得這樣的想法就是一種東施效顰。

首先，日本的富士山是座活火山，因為有這樣的活火山，所以日本的地氣很熱，而日本有世界聞名的溫泉也是因為這個道理。另外，你可以看看日本的飲食習慣，各種刺身之類的生食、壽司等的冷食，是他們流傳多代的飲食習慣，為甚麼這種生食、冷食的習慣惟獨會在日本延續下來？因為日本人要通過食物來緩和他們腳下的熱地氣。

但是在中國，從北方到南方，流傳最廣的一種飲食方式是甚麼？肯定不是甚麼涼拌菜，而是火鍋，可能樣式各有不同，但不外乎是要用火溫熱着整個用餐過程。明顯地，中國人的身體特點，使我們本能地親近和選擇一種最適合自己身體的飲食方式。因為我們沒有日本那麼熱的地氣，這一點就足以說明，中國女孩為甚麼要忌食生冷。

再說說韓國，我們知道韓國的房子在地板採暖，而且韓國人回家有席地而坐的習慣。我去韓國時，在這種樣式的餐館吃過飯，真的很舒服，外邊感受的寒氣一頓飯時間就被趕走了。但中國的地熱採暖不怎麼流行，即便有地熱採暖，中國人也沒有回家坐在地板上的習慣，身體裏的寒氣因此缺乏驅散的機會。

所謂「一方水土養一方人」，這句話其實暗含着一個道理：人和環境是相互選擇和造就的。你是中國人，基因早就決定了你的體質，而這種體質是由生存環境造就出來的。體質和環境之間需要嚴絲合縫地相應，只有這樣，人才能在物競天擇的自然淘汰下生存下來。所以，如果你違背了這個規律，雖然不至於被淘汰，但疾病就難以避免了。

補陽藥是皮膚緊緻劑？

女人抗衰老時首先想到的是除皺，事實上，皺紋的祛除有很多辦法，嚴重的甚至可注射「肉毒桿菌」、「玻尿酸」，前者的作用原理是使能出現皺紋的神經麻痹，不再能支配表情

養生小見聞

我有很多同學在日本行醫，開針灸診所。他們發現，日本女孩子看似穿得很少，其實在關鍵部位都做了保溫。她們會用一個橡皮膏似的、能自動發熱的東西貼在小腹上，在穿短裙的時候盡可能為腹部保溫。

這就是近年興起的「暖貼」，但我們只看到並仿效人家美麗抗寒的外表，東施效顰，更給身體造成傷害。

肌，後者索性將更深的皺紋填平。但即便如此，經過「人造」後的無皺面容仍舊和青春面容有區別，就是因為變老之後，首先出現在面部的問題是線條不緊緻，整張臉看上去鬆垮、腫脹的。不少化妝品廣告都標榜能使皮膚「提升、緊緻」，使皮膚恢復到無痕的狀態，事實上，提升、緊緻的效果絕對不能靠外用的那麼丁點護膚品抹出來，關鍵是要消除不緊緻的原因。

西醫發現，四十歲以上的女性中，大約有十分之一人出現甲減問題，即甲狀腺功能減退症。大家可能更熟悉另一種病——甲亢，即甲狀腺功能亢進症。得甲亢的人普遍消瘦，或者說乾瘦、脾氣急、食量大、口總是渴、想喝水、怕熱、經常感到煩躁，嚴重的眼睛還會外突，這種病在女性人群中也常見。但是，對四十歲以上的女人來說，甲減的發生率比甲亢還高，但因為人們認識少，總是將它的症狀誤以為是衰老的開始。

甲減的症狀正好和甲亢相反，人會變得臃腫、虛胖、不想喝水、怕冷、情緒消沉。這些症狀不一定齊集，很多人可能只是發現自己的身體變得臃腫，面部不緊緻，而且比以前怕冷，這幾點就足以提示甲減的存在。如果檢查發現確實有甲減的問題，就需要補充甲狀腺素，只要補充得當，這些早衰的跡象都可以緩解。

但是，很多女性雖然面容不緊緻，卻未必真的出現甲減。她們臉上雖然沒有皺紋，但卻有線條不再玲瓏的問題，這是因為甲狀腺素相當於人體的活力素，體內活力素過多的時候就會導致甲亢，人就變得虛性亢奮；活力素不足或者相對不足的時候，人自然就呈現出缺少活力、陽氣不足的徵象，在中醫眼中，就屬於陽虛。

陽虛的人沒有能力蒸發水液，喝進去的水會存留在身體裏，代謝不出去的廢物也停留在身體裏，這就是面容不緊緻、身材變臃腫的真正原因。因此，女人要想達到皮膚提升、緊緻的效果，如果屬於甲減，就要直接補充甲狀腺素；如果還沒嚴重到可以確診為甲減的程度，就可以用補陽的中藥補充陽氣，前面說的「五苓散」就非常適合。

如果你已經過了四十歲，或者還沒到四十歲已經開始為面容不緊緻而發愁，並且有喝水不解渴、喝了就要解小便的情形出現，那你已經可以吃「五苓散」了。這藥相當於家常版的甲狀腺素，而且比甲狀腺素更加平和，更能解決綜合問題。

「五苓散」一般在中藥店就可以買到，你也可以自製。

健康小知識

「五苓散」中的豬苓、茯苓、澤瀉都利尿，白朮健脾，脾氣強健了才能把身體裏的水推出去。還有一味藥是桂枝，這味藥很重要，它是溫性的，加在利尿藥中等於給身體代謝水的能力補充了能量。身體有了能量，多餘的水、廢物才可能被排出去。

五苓散

材料	·澤瀉 20 克，白朮、豬苓、茯苓各 12 克，桂枝 8 克
做法	·每劑煎兩次，早晚各喝一次。 一星期服用 3-5 劑即可。

其實，皮膚可以自動保濕

雖然很多男性在戶外的時間明顯長於女性，甚至天天風吹日曬，而且一輩子也沒用過甚麼護膚品，連洗臉也洗得非常隨便，即使夏天也從來不用防曬霜（這個惡習使全球男性的皮膚癌罹患率明顯高於女性），但是他們的皮膚偏偏比那些每天在化妝鏡前花大量時間的女人要好！即便皮膚顏色黑，但膚質仍舊很細膩、皺紋也比女性少。這個事實令不少女人感到憤憤不平！

其實，女人能擁有好皮膚需感謝她們體內的雌激素，是雌激素特有的皮膚保濕作用使女人得天獨厚地擁有嬌美的容顏。男人體內也有雌激素，但是非常微量，至少不足以幫助他們的皮膚保濕。既然如此，男人的好皮膚是從何而來的呢？就是我們很少注意到的「無感蒸發」。

無感蒸發是人體由內而外地散發熱量的過程。只要人活着，即便你處於睡眠中，無感蒸發也存在，可以說，它是人體自己具備的一種由內而外的皮膚保濕辦法。代謝旺盛、身體健壯的人，無感蒸發的能力肯定較強，就好像一個旺盛的火爐，能把身體裏的熱以水分的形式散發出去。相反，如果一個人火力不足，他的無感蒸發能力肯定就弱。男性的火力比女性普遍旺，所以他們的無感蒸發能力一般都強於女性，因此也就有先天的皮膚保濕優勢。

所有人都知道，皮膚的好壞和保水、保濕關係密切。沒有水，皮膚細胞的功能就會受影響，所以我們才會花金錢去買保濕效果好的護膚品，但是真正的皮膚濕度的保持是要由內而外的。而無感蒸發就是在蒸發體內水分的同時，把水分直接帶給皮膚。如果無感蒸發能力弱，皮膚得到的滋潤也就少，即便用了保濕產品，但沒有水分源源不斷地從體內蒸發，保濕霜也就會無用武之地，作用也就有限了。

我們觀察一下就會發現，兩個女孩子喝同樣多的水，體質比較健壯的可以很長時間不解小便，一般人都覺得這是因為她的膀胱容積大，其實不是，而是壯實的女孩子有足夠的無感蒸發能力，身體裏的水分不用通過小便，而是通過「不顯汗」的方法隨時隨地蒸發出去了。如果做個長期觀察，只要這樣的女孩子注意避免紫外線的傷害，她們的皮膚一定比那些喝了就要尿的女孩子好。

無感蒸發需要吸收熱量才能完成，一般來說，蒸發一毫升純水要吸收二點四三千焦熱量，一個人每天蒸發三百至六百毫升水分，散失熱量七百二十九至一千四百五十八千焦。那些體

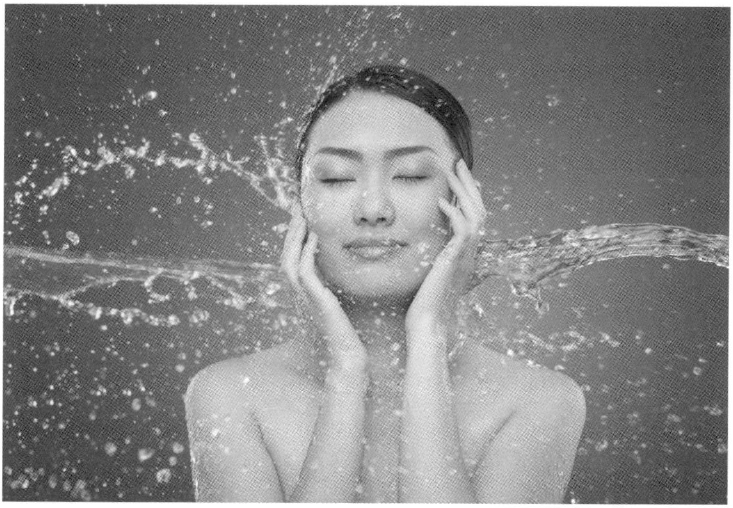

弱、火力不足的女孩子，自然沒有足夠的能量支持無感蒸發，所以只能讓水通過小便排走，這也就是為甚麼她會頻繁地解小便。這種人晚上夜尿也多，一夜要上廁所兩、三次。

夜尿多一般只發生在人老了之後。判斷一個人衰老的狀態，我們不僅要看他的面容是否緊緻、體力是否充沛、腿腳是否靈活，最直接也最準確的指標之一就是——他的夜尿多不多。如果多，就有腎陽虛的趨勢，而腎陽就是人體的能量源泉。它虛了，人體的火力就會不旺。

有句話叫「人死如燈滅」，也有人說「人活一口氣」，當中包含了中醫對生命的認識。生與死的本質差別就是，生命是有火力的，火力旺盛就是年輕，火力少了就老了，火力沒了就死亡。火力少了，無感蒸發所需的能量就不足，所以白天喝進去的水只能通過夜尿的形式排出。

無感蒸發能力不足的女孩子可能現在皮膚還很水潤、細嫩，但千萬別掉以輕心，現在的皮膚細嫩是因為體內雌激素的作用，雌激素先天地具備給皮膚保水的效果。一旦你年過三十五，雌激素水平下降，保水能力不好，又缺少無感蒸發的能力，就會面臨皮膚比壯實女孩子乾癟得快的問題。

健康小知識

那我們要怎樣才能增強自己無感蒸發的能力呢？具體說就是，即便你還年輕，也不能過食生冷，因這會直接傷脾氣。另一個辦法就是持續運動，並且要及早養成運動的習慣。

每天至少持續運動半小時，而且要強烈至在運動完之後能感到陣陣熱氣從皮膚裏冒出來，人為地增加皮膚的無感蒸發。在水分被蒸發的過程，你的皮膚會被滋潤，這也是陽氣被振奮、體力被提升的過程。

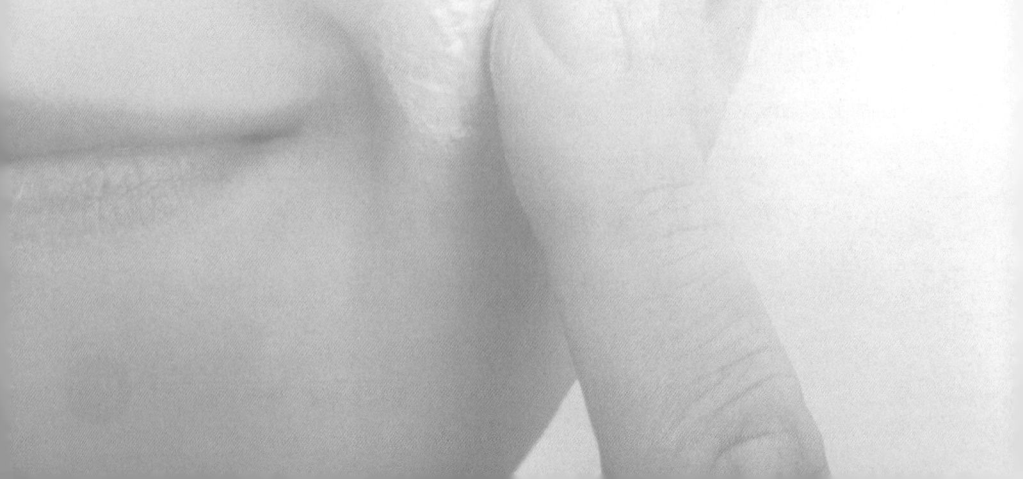

善用陽光可趕走疾病

中國哲學將所有事物都分為陰和陽，「陰」往往和生命力不足，甚至死亡聯繫在一起，比如我們都畏懼殯儀館、墓地，到那裏參加悼念活動會覺得陰森，因為那裏沒有生命，陽氣不足、陰氣盛。中國人其實不是陽氣特別壯碩的民族，崇文不尚武，這也是為了節約陽氣。

中國是個農耕國家，人們以五穀、蔬菜為主食，肉類只佔我們飲食的一小部分。而肉類提供的熱量是五穀、蔬菜的兩倍以上，因此中國人吸收的能量一般不多，也就容易陽氣不足。

從醫學上來看也是如此，「溫陽」學派向來是中醫裏的重要學派，中醫將人體的陽氣視為等同自然界的太陽。所謂「天之大寶，只此一丸紅日；人之大寶，只此一息真陽」，意思就是說，萬物生長靠太陽，人體生長靠陽氣。中醫之所以如此重視陽氣，都是因為中國人陽氣不夠充裕，所以要加以保護。保溫、曬太陽，都是保存和補充陽氣的方法。

德國波恩大學兒童營養研究所的一個追蹤調查顯示：出生時體重少於三千克的嬰兒更易患乳腺癌。體重過低的孩子往往存在先天不足的問題，而中醫也認為，陽虛的成因之一就是先天不足。

有一位腫瘤專家面對記者「怎樣才能預防乳腺癌」的提問時，曾回答說：「年輕的女性，一定要多曬太陽，多在太陽光下擴胸。」其實這是一位西醫專家，但他的建議卻和中醫補充陽氣的理念不謀而合。

曬太陽在中醫理論裏能補充陽氣，而擴胸則能振奮陽氣，在西醫看來，就是直接地補充能量。而這種補充和振奮在工業化的社會越發罕見，因為我們已經少有能見到日光的戶外時間了，往往是早上從家出來，馬上鑽進交通工具的車廂，然後就在辦公室裏待上一整天，到了日落西山才回家，又重新鑽進車廂，最多走幾步路，擴胸更沒機會……和每天辛勞地在日光下耕作的祖先相比，我們這一輩之所以乳腺癌高發，除勞動少導致身體的能量不足外，不接觸陽光也是一大原因。

養生小見聞

我見過一個女孩子，皮膚很白，人很瘦小，她的手在夏天都是冰涼的，不熟悉她的人每次和她握手都會吃一驚。她很怕冷，秋天就要穿棉毛褲。

有一次遇到一個老中醫，一看她的樣子就問：「你是家裏最小的女兒吧？」老中醫之所以能猜到，就是因為她有明顯的陽虛徵象。

與父母的第一個孩子相比，最後出生的孩子往往因為父母的年紀大、身體狀況不好而先天稟賦不足，而這是陽虛的最重要原因之一。就好像一塊貧瘠的土地上長出來的植物，雖然也能開花結果，但不會茁壯成長，結出的果實也難以美味。這種先天不足很容易造就「陽虛女」，這就給了癌症可乘之機。

在談到「甚麼樣的女性容易罹患乳腺癌」時，這位專家的回答更有意思——「文靜的淑女就比活潑的女子更容易得……」如果一定要分陰陽的話，文靜的淑女屬陰，活潑的女子屬陽；淑女的陽氣不足，能量不足，這是她們容易被癌症擊中的原因。

要糾正這個問題，曬太陽和擴胸是最便利的辦法，關鍵是要堅持，每天都要進行。中醫裏的任脈、肺經、心包經、心經、脾經、肝經、腎經都經過胸部，乳腺癌、心臟問題都和這些經絡關係密切，經常堅持擴胸，實際上就是在疏通這些經絡。

太陽給人帶來的不僅是身體的能量，還有心理的能量。陽光明媚的時候，人的心情肯定是愉快的，而心情的愉快與身體的健康、陽氣的旺盛都有關係。

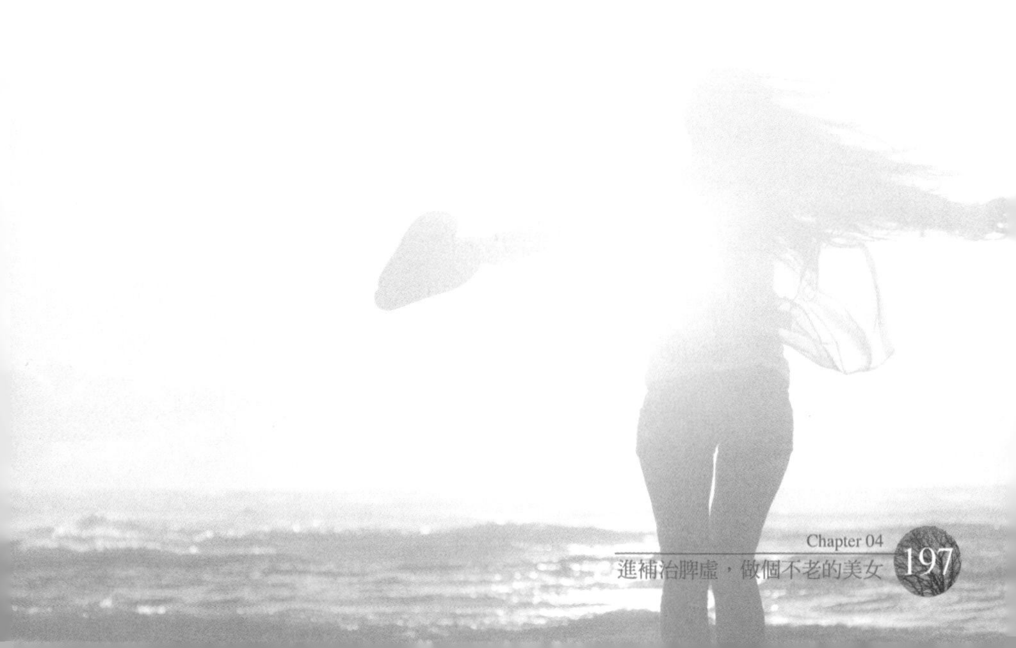

好心情比吃甚麼藥都靈！

我們常說心理狀態會影響到身體，一個心態不好的人，久而久之身體也會受累。而一個身體不好的人，一定會有很多不能言明的不舒服，這些不舒服每天都在影響着他的心情，久而久之，性格也隨之改變。

有個常見的兒科病叫「小兒夜啼」，患的一般是兩三歲的孩子，他們睡着睡着突然就會哭起來。有經驗的中醫可以通過孩子夜啼的狀態來推斷他們的體質。

有的孩子是晚上睡覺時不可關燈，一關就哭，但哭聲細小，像小貓的叫聲般。他們一般是小女孩，身體比較弱，甚至面黃肌瘦。之所以一關燈就哭，就是因為他們的火力不壯，本能地需要光亮的東西，可以說是為自己壯膽，也可以說是為身體補充能量。這種孩子的夜啼肯定不能通過去火的辦法來解決，一般都要用點補藥，或者通過按摩穴位來強壯身體。

有的孩子則相反，睡覺的時候不可開燈，一開燈就哭，而且哭聲響亮。他們一般是很壯實的男孩子，平時吃得多，他們的夜啼很可能是因為吃多了、食滯了，或者是有心火，這時候就要用瀉藥或者瀉法來幫孩子治療。這類孩子因為身體強壯、陽氣充足，所以不喜歡光亮的東西。

從這兩個例子，我們就可以看出人的很多情緒表現一般都有身體因素的影響，所以中醫裏很多治療膽小、驚悸的藥，都會有補藥、有溫陽的藥，因為要先強壯身體，才能強壯膽子。

我們說，一個性格陰鬱的人很容易得病，特別是癌症，這是有道理的，因為陰鬱的性格肯定會影響到免疫系統，使免疫系統失去偵查能力，癌細胞就可以乘虛而入。特別是乳腺癌，受情緒因素影響最大，因為乳腺是內分泌腺體，而內分泌的全稱是「神經內分泌」。顧名思義，內分泌正常與否是受神經調節的，所以，精神狀況的好壞對乳腺疾病會否發生有很大的影響。

活潑的女子比文靜的淑女更能避免乳腺癌的風險，另一個原因是因為前者大多熱愛運動，運動時人體會產生能使人興奮的胺多酚，令心情愉悅，足以抵擋乳腺癌這個陰邪的侵襲。

對性格陰鬱的人來說，他們完全可以通過運動來提升自己體內的胺多酚水平，使自己的心情逐漸舒展、快樂起來。

很多人心情不好，就去跑步、游泳，運動之後再洗個澡，

養生小見聞

一九八二年，在美國波士頓舉行的馬拉松比賽中，一位來自鹽湖城的長跑運動員在跑了十一公里後，股骨突然骨折。儘管如此，他卻在癱倒前跑完了四十二公里的比賽跑程。這位運動員之所以能帶傷比賽，據醫生們推測，除了發達的肌肉起到了固定的作用外，還因為運動使他的身體分泌了可以使人產生歡欣、幸福感覺的胺多酚，非此，他不可能忍受着疼痛，堅持跑完全程。

之前的煩惱就少了很多，這就是胺多酚的作用。一旦養成了運動的習慣，突然停止，就會覺得不舒服，其實這是身體已經對胺多酚帶來的欣快感產生了依賴，這是好事情，陰鬱性格可能就在這種依賴中逐漸改變。

但是，不是所有運動都能提升胺多酚。能提升胺多酚的運動需要一定的量，像慢跑、游泳、爬山之類的有氧運動，至少要持續三十分鐘，胺多酚的水平才能升上去。現代醫學治療抑鬱症的重要手段，就是通過運動，使抑鬱者自身生成可以自救的「快樂激素」，讓抑鬱症患者由內而外地快樂起來。一旦進入這種良性循環，陰鬱情緒對身體的傷害也會逐漸消失，運動對他們來說，真是一舉兩得。

健康小知識

胺多酚是由人的腦垂體腺分泌釋放的一種激素，它具有很好的鎮痛作用，與嗎啡的作用類似，但作用強度卻比嗎啡強約二百倍。

一九八〇年就有意大利學者公布說：劇烈運動後，人體內的胺多酚水平會顯著升高到安靜時的八倍。

除了運動，孕婦在分娩時，胺多酚的水平也會升高，這是人類為了保證繁衍而進化出的本事，它的升高保證產婦可忍受分娩時的疼痛。如果在分娩前還進行過有氧代謝運動，其體內的胺多酚水平就會進一步升高，分娩時就有比其他孕婦更強的耐痛能力，所以運動員生孩子的痛苦一定會輕於普通人。

陽氣充盛，病菌便難以作惡

人之所以會陽虛，有兩個原因：一是先天的，比如父母生你的時候（特別是母親），年齡太大了，母體本身就陽氣不足，或者你出生時體重過輕、甚至早產；另外一個原因是後天的，是自己傷了陽氣。傷陽氣的因素可能有幾種，比如受寒、過食寒涼的食物，還有過用性質寒涼的藥物。中藥的去火藥、西藥的消炎藥和激素都可以傷陽氣。

很多人經常吃去火藥，認為是一種保健，因為人們總覺得自己上火。是不是真上火，我們首先要搞清「上火」是甚麼意思。中醫講「氣有餘便是火」，「氣」就是功能，所謂上火，就是功能富餘出來了。人體講求陰陽平衡，和「氣」相對的就是「陰」。如果陰虛了，即便氣不是真的富餘了，也會顯得多出來，好像上火一樣，也有口乾舌燥、便秘、睡不好覺等問題，其實根本原因是陰虛。陰不足，多出來的氣其實是「虛火」。

陰虛是現代人常見的問題。心火、慾望都能消耗陰，一個人總是處於焦慮、慾望不能實現的狀態中，就會變瘦，這正好是心廣體胖的相反。生活壓力增加、物慾不斷加深，這些就是現代人陰虛高發的原因，這類人要遠遠多於真正上實火的人。

問題也就出在這裏，如果虛火的人濫用去火藥，本身並不富裕的功能就會進一步減弱，這就會傷及陽氣，導致陽虛。很多人為了減肥吃瀉藥，比如大黃、番瀉葉之類的，這些就是寒涼的藥物，他們發現自己居然愈減愈胖，為甚麼？就是因為寒涼的藥物傷了陽氣、傷了代謝脂肪的功能，脂肪就會變本加厲地囤積在體內，人自然愈來愈胖。

除了去火藥，能傷陽氣的藥物還有抗生素和激素。有中醫研究發現：盤尼西林、紅黴素等雖然是西藥，但是如果按照中醫理論，它們都是性質寒涼的，這也是為甚麼很多人吃了紅黴素，甚至注射紅黴素後都會胃痛的原因，這從中醫角度講，就是寒涼傷胃的結果。

很多人都有過這樣的經驗：濫用抗生素結果細菌習慣了藥性，劑量必須愈用愈多才見效。細菌習慣了藥性，就是細菌的抵抗力變強了。細菌的抵抗力之所以變強，不僅是因為它們對抗生素久經考驗，還因為人體的功能不如以前，氣不足了，細菌才能作威作福。為甚麼會氣不足？就是因為之前濫用抗生素，削弱了人體的陽氣。

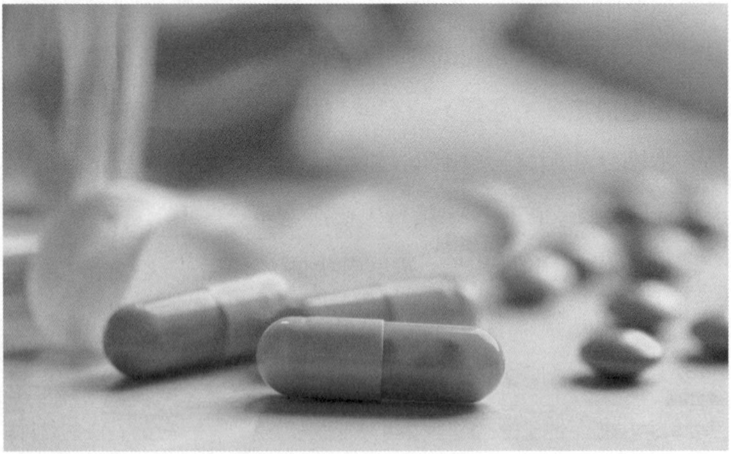

即使到了今天，仍有不少老年人死於肺炎。按理說，治療肺炎的抗生素多的是，可以不斷升級使用，怎麼也會不治？這都是因為老年人到最後，陽氣不足了，再用抗生素等於繼續殺傷陽氣，這就更使細菌的威力得以發揮到極致，令藥物無效。用抗生素的時候，可以加點補陽氣的中藥，比如黃芪、人參，等於用補氣藥助自己之威，用抗生素殺細菌之力，雙管齊下，療效肯定好很多。

再說到激素。中醫做研究時會令試驗用的小白鼠呈現出類似人的陽虛狀態，怎樣使小白鼠變得陽虛呢？很簡單，就是給牠們注射 「糖皮質激素」，也就是醫院裏用的「地塞米松」。用了這種激素的小白鼠，很快就顯現出陽虛狀態——和老年白鼠一樣怕冷、動作遲緩、萎靡不振。可見激素對陽氣的殺傷力有多大！

改善體質宜多吃偏溫蔬菜

要想改變陽虛體質，肯定非一日之功，首先要做的是保溫，儘量少喝冷飲，即便在夏天也應如此。與此同時，還可以借助常吃的食物來溫散體內的虛寒。

性質偏溫的食物其實不多，可以經常吃的有羊肉、辣椒、生薑、大蔥、芫荽。其中，羊肉雖然是溫性的，但如果每天靠吃羊肉來改善體質，那換來的就是血脂高的代價，相對安全的

健康小知識

有些地方的醫院，病人一感冒、發熱就給他們用地塞米松。地塞米松之所以能消炎、退熱，首先是因為它能抑制白血球的功能。

發熱是白血球和病毒細菌「戰鬥」的結果，這種「戰鬥」愈激烈，體溫就愈高。如果用激素把白血球的戰鬥力抑制，熱肯定就會退，但也等於把戰場拱手讓給細菌病毒，所以用激素退熱是一種「粉飾太平」的辦法。

另外，地塞米松能消炎、退熱，也因為這類激素可以直接抑制體溫調節中樞，降低其對致熱源的敏感性。也就是說，不是病毒、細菌已經殺滅，而是體溫中樞對尚存的戰鬥麻木了。這樣的消炎、退熱以降低人體抵抗力為代價，在消炎和退熱的同時傷害陽氣。所以正規情況下，只有當感染特別嚴重、持續發熱，以至於對身體造成損傷時，才會用到激素，以避免更大的組織損傷。像感冒發熱，甚至肺炎引起的發熱，都不應該動用到激素。

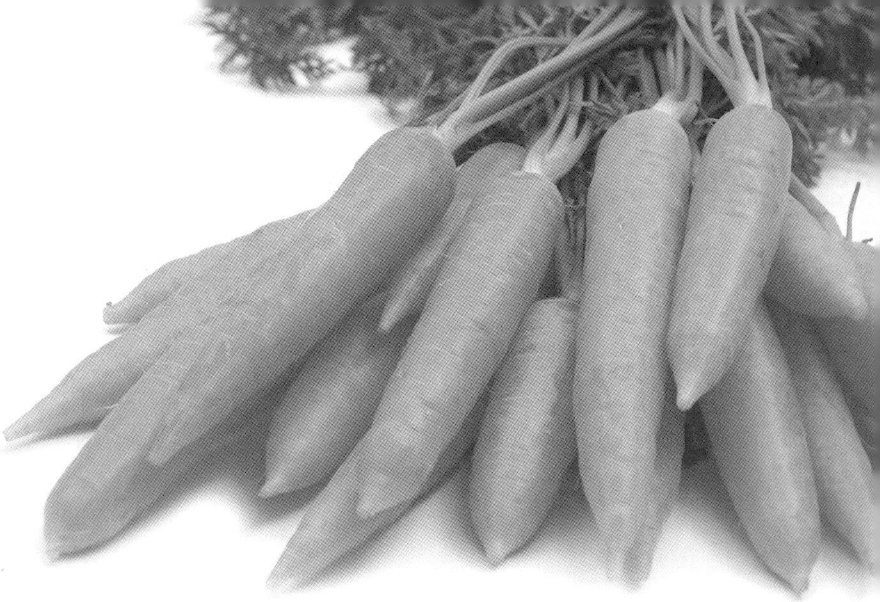

肯定是蔬菜。蔬菜中性質偏溫的主要是胡蘿蔔和南瓜，從營養學的角度分析，它們也確實擁有別的蔬菜沒有的功效。

如果從維生素 C 的含量來看，胡蘿蔔很一般，而且它鉀、鎂、鈣元素的含量也不突出，抗氧化能力一般，纖維含量也排不到前列，但它卻可以提供大量胡蘿蔔素，僅這一點，就可以使人遠離死亡。因為最近有研究發現，人體血液中的 α-胡蘿蔔素濃度與死亡率呈負關係，即血液中 α-胡蘿蔔素的濃度愈高，人們因提前發生各種疾病而死亡的風險就愈小。

在體外實驗（將要研究的元素自體內取出作分析的實驗）當中，我們發現，α-胡蘿蔔素抑制腫瘤細胞的能力是 β-胡蘿蔔素的十倍，對預防基因的異常變化效果很強。

早在十多年前就有研究人員發現，血液中 α-胡蘿蔔素的濃度愈高，受試者罹患心臟病的危險就愈低。一項針對一萬五千三百一十八名美國人所做的大型研究發現：血液中 α-胡蘿蔔素濃度最高的人（九微克 / 分升以上），各種原因造成的總死亡風險可下降百分之三十九。研究者消除了各種其他因素的影響之後，仍然發現 α-胡蘿蔔素濃度是降低死亡危險的最有效因素。而 α-胡蘿蔔素含量最高的食物，當然是胡蘿蔔了，其次就是南瓜，性質同樣偏溫的芫荽也有此元素，但是含量比較低。

富含維生素C的蔬菜過分烹調後，維生素C就會有所損失，但 α-胡蘿蔔素並不怕蒸煮的溫度，相反，熟吃還更有利於各類胡蘿蔔素的吸收。把胡蘿蔔放在肉湯裏煮，只要連湯喝掉，α-胡蘿蔔素就不會有明顯的損失（加上少量的油脂，胡蘿蔔素的吸收效果就更佳）。唯一需要小心的，就是吃得太多胡蘿蔔有可能讓皮膚染黃，所以建議每天平均不超過二百克。但即便膚色被染黃了，也不用擔心，只要停止吃胡蘿蔔和黃色的蔬菜、水果，過一兩周，黃色就能漸漸淡去，毫無副作用。

南瓜的吃法可以主副食兼顧，將南瓜蒸熟後，同麵粉、粟粉混在一起，做成南瓜饅頭；或者將南瓜切丁，和大米、小米、玉米一起熬成粥，都是可以每天用的食補方式。

健康小知識

需要澄清一點，很多糖尿病病人一直把南瓜當成降糖食物，其實作為一種含有糖分和能量的食物，南瓜對血糖的總體影響是升高而非降低。只是與其他含糖類的食物相比，南瓜升高血糖的能力較弱，食用南瓜後血糖變化較為平穩、舒緩。一方面是因為一百克南瓜中僅含有四點五克糖類，另一方面南瓜中含有大量果膠，這是一種可溶性纖維，與澱粉類食物混合後，能使身體對糖類的吸收減慢，從而延遲餐後的血糖高峰。如果你是糖尿病病人，每天吃不超過二百克的南瓜代替一部分主食，是完全可以的。但不管怎樣，南瓜畢竟是含糖的食物，指望它代替藥物來降糖是絕對不可能的。

女人血虛，根源也在脾虛

雌激素：不該有時不可有！

雌激素對女人來說至關重要，因為它能保證女性的正常生殖能力，與此同時，還能保持皮膚中的水分。為甚麼女性的皮膚總比男性的細膩？為甚麼愈年輕的女孩子，皮膚愈水嫩？因為她們體內充足的雌激素能幫助她們保存皮膚中的水分。由此看來，雌激素確實是女人美麗的基礎。所以，很多女人視雌激素為寶，但這其實是一個危險而錯誤的觀念！因為雌激素一定要在該有的時候有，該沒的時候沒。從月經開始來潮時有，之後逐漸升高，到月經停止、進入更年期後降到最低，這才是雌激素應有的存在曲線。雌激素一旦出現在這段時間之外，都會造成麻煩。

健康小知識

雌激素提前出現和延後消失，都會影響女性的健康。提前出現的話，直接帶來的結果就是女孩子的性早熟，把尚不應該啟動的青春提前啟動。而延後消失更會造成健康風險。現在的女性跟她們的祖母，甚至母親同齡時相比，要顯得年輕，這和婦科腫瘤、乳腺癌的高發都是同一個原因：雌激素在不該有的時候仍舊存在。更年期前後，女性生殖能力下降、生殖器官逐漸萎縮，雌激素本應該隨之遞減，卻沒有遞減，又找不到「用武之地」，那就會肇事、作亂。婦科腫瘤、乳腺癌等問題，就是多餘的雌激素錯誤「宣洩」的結果。

為甚麼現在女性性早熟和婦科腫瘤發生率都在逐年升高？就是因為雌激素過多，一種是身體裏異常分泌的，一種是環境中已經存在的，後者已經是現在的一大環境污染問題。藥物、化學產品分解的產物中含有雌激素，它們排放到環境中，就形成「環境雌激素」。

除了環境因素，飲食也是一大問題。有個腫瘤專家給一個乳腺癌病人進行治療，通過放療、化療和中藥調理，病人的病情一直控制得還可以，但就是雌激素的指標總是異常，因此她總是存在復發的危險。但她是個準時吃藥、很配合治療的人，到底是甚麼原因導致雌激素過高呢？

有一次醫生去了她的家，發現家裏放着很多蛋白粉的空罐，她指着那些空罐告訴醫生，那些都是她給自己補養時吃的。

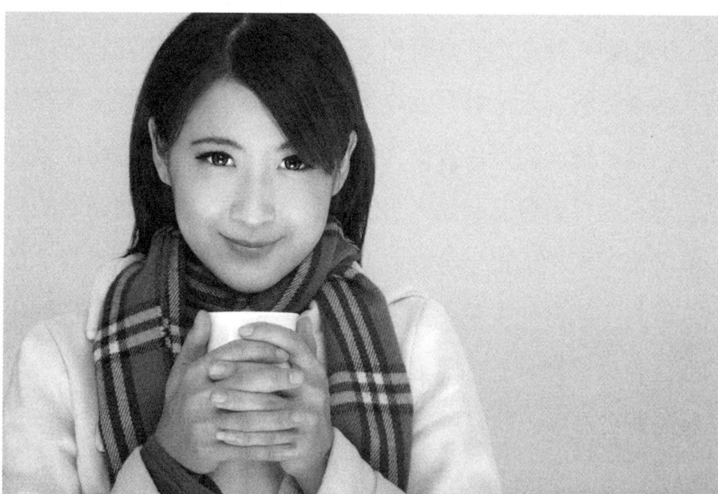

問題找到了！雌激素始終居高不下就是蛋白粉在作祟！

蛋白質是雌激素的合成前體物質，過度地補充蛋白質肯定會導致雌激素增高，這也是為甚麼歐美人患乳腺癌的概率比我們要高的原因，因為他們涉取的肉、蛋、奶比我們多。中國現在的乳腺癌發病率比以前高，也是因為生活改善了，高蛋白、高熱量飲食愈來愈多，這不僅使人面臨發胖的風險，而且高蛋白質的攝入還促進了雌激素的合成，而過高的雌激素就是婦科癌症、乳腺癌的誘因。

醫生後來回憶說，那個病人雖然受了放療、化療的打擊，但始終皮膚細膩，這應該歸功於那些蛋白粉，它們過多合成的雌激素使她在罹患癌症的同時，又給她增加了一些女人味。

現在有很多人已經開始講究吃素，其實我並不提倡完全吃素，因為這樣會影響脂溶性營養物質的吸收，但多吃蔬菜、水果，少吃動物類食物確實有利健康，特別是當動物性食物已經攝入得不少時，更沒有必要吃蛋白粉，因為按照中國人現在的飲食結構，每天的蛋白質攝入量已經超標，再將蛋白粉作為補品吃進去，肯定會惹麻煩，可能引致乳腺癌。一個雌激素的合成前體都可能增加罹患乳腺癌的風險，更何況雌激素本身？所以，絕對不能自作主張添加和服用雌激素。指望通過增加體內的雌激素來保持青春，無異於飲鴆止渴。女人最正確的保養辦法就是避免血虛，而要避免血虛，則要先避免脾虛。

「血虛」不等於「貧血」

大家都熟悉一句話，叫「男怕傷腎，女怕傷肝」，所以很多得了腎炎的男性和得了肝炎的女性都很緊張，覺得自己的病會要命。事實上，這裏的「腎」和「肝」都是中醫裏的概念，前者指先天的腎精，其中包括生殖、泌尿等多個西醫裏的系統。僅僅得了腎炎的男性未必就傷了腎，倒是那些雖然沒得腎炎，但生活毫無節制的人，可能年紀輕輕就已經傷了腎。

至於女子最關鍵的「肝」也並非指肝炎的肝，而是包括女性的生殖系統、血液系統，乃至情緒，也是多個西醫系統的一個綜合。因此，中醫說的肝、血是女性的生命關鍵。

一說起血虛，人們就想到貧血，但貧血是西醫裏的概念，不能和中醫的「血虛」畫等號。中醫診斷是血虛的人，去醫院驗血未必貧血，但是他們卻明顯地有血虛的症狀，比如面色發黃、沒有光澤，頭髮乾枯，指甲軟，指甲上的月牙很小甚至沒有，嚴重的，指甲甚至乾癟成反甲。

為甚麼不貧血但會出現上述問題呢？就是因為身體裏的血細胞不是個個都稱職。換句話說，雖然血細胞一個都不少，但是功能不夠，這個時候雖然不貧血，卻屬於中醫的血虛範疇。

中醫所謂的「血虛」，指血不是有活力的血，這種血因為動力不足而不能為它該提供營養的地方提供營養。

身體是很聰明的，很多時候會自己「棄車保帥」。比如，女人如果太瘦了，瘦到體內脂肪少於百分之十，這個時候，首先停止「工作」的就是月經，為甚麼呢？因為和生命比起來，生殖是次要的事。這個時候停月經是為了把力量集中到和生命攸關的重要器官，比如保證心、腦、腎的供血。

血虛的時候也一樣，和心、腦、腎這些關鍵器官相比，皮膚、頭髮、指甲都是次要的。一旦血虛，人首先表現出的症狀就是皮膚沒光澤、頭髮枯黃、指甲乾癟，這些症狀就可以證明你已經血虛了。即便不貧血，但此時的血細胞已經因為缺乏動力而失職。

那麼，甚麼是能幫助血行使功能的動力呢？就是氣，所以中醫總是將「氣血」兩個元素一起說，因為有氣的血才是活血，有了氣才能保證不血虛，所謂「血為氣之母，氣為血之帥」說

健康小知識

「當歸補血湯」適合因為氣虛導致血虛的人，原方對治療的記載是：「肌熱面赤，煩渴欲飲，脈洪大而虛，重按無力。亦治婦人經期、產後血虛發熱頭痛；或瘡瘍潰後，久不癒合者。」通俗地解釋就是，凡是氣虛血虧的面色萎黃、神疲體倦，在月經之後出現的頭痛、疲倦、無名低熱、面色萎黃無光澤等，一般都是因為血虛，非補血藥物不能治療。而且，不獨是傷口不癒合，很多轉為慢性的疾病，比如慢性盆腔炎、慢性泌尿系統感染等，都適合用這個方子來調養。

的就是這個意思。鑑於此，如果你想補血，就不能單純只吃補血藥，也不能單純地吃補鐵劑，甚至輸血。

我見過一個肝病很嚴重的病人，因為肝病而貧血，醫院沒辦法，就得定期輸血。只要血輸進去，人就有精神，看起來不再因為血虛而萎靡。但幾天之後，病人又回到疲憊萎靡的狀態，因為輸進去的血消耗完了。也就是說，只有提高身體自身的生血能力，這樣生出的血才有價值，才能給生命賦予活力。用中醫的理論說，補血的時候一定要增加補氣藥。

中醫有個著名的補血方子，就是李東垣研製的「當歸補血湯」。當中只得兩味藥——當歸和黃芪。雖然名為「補血湯」，但是，補氣的黃芪用量是補血的當歸的五倍！一般配比是黃芪五十克，當歸十克，煎湯飲用。在補血方劑中重用補氣藥，充分體現了李東垣重視脾氣。中醫補血絕對離不開補氣的觀點，因為沒有氣的統率和推動，血再多也是死血。

氣血要雙補，健脾最重要

在現代的人群中，單靠補血就能解決的血虛很少見，除非是單純的缺鐵，或因為長期吃素或者節食而導致蛋白質不足，體內沒有合成血球的原料。但現在女人出現血虛的原因，最主要的就是吸收不好，不能把營養轉為有用的血；另一方面是因為失血，比如月經量過多或者在生育、手術過程中失血。這些血虛都會夾雜着脾氣虛，所以都要氣血雙補，其中補脾十分重要。

先說吃了東西之後不能轉化成營養的那些血虛人，他們可分為兩大類。第一類人吃得很少，他們的血虛是因為脾胃虛弱所致，即便是個胖子，也可能血虛，特別是白白胖胖的那種人，血虛的可能性很大，因為他們體內的脂肪不能轉為氣血。另有一類人吃得多，但「酒肉穿腸過」、不吸收，動不動就瀉肚，所以怎麼吃都不胖，這在中醫裏稱為「胃強脾弱」，也容易造成血虛。

這兩種血虛都需要補氣，如果治療，就要在補血藥中加補氣的藥；如果是飲食，有一點切記：植物性食物補血的效果遠沒有動物性食物的補血效果好，因為人體對動物性食物中鐵元素的吸收可以達到百分之二十五，而植物性食物因為受草酸鹽等影響，吸收只能達到百分之三。也就是說，如果指望通過吃大棗等植物性食物來補血，就算吃到血糖都升高了，貧血的症狀也未必會改善。但為何中醫仍舊將大棗視為補血之物？就是因為大棗更重在補脾氣。補了脾氣，營養物質得以吸收，血虛就能得以改善，所以中醫對大棗、桂圓之類的評價是「補氣養血」，補氣在先。豬肝之類的動物性補血食物，脾虛的人很難吸收，必須與補脾藥或食物為伍，因它們能幫助動物性食物的吸收。同理，雖然阿膠是很好的補血劑，但一個脾氣虛、消化能力弱的人，就算給了他阿膠，就算他吃進去，有多少能轉化成有用的血呢？

有經驗的中醫很少對血虛的人只開單一的阿膠，至少要配上大棗。因為阿膠補血，卻毫無補氣之功，但大棗可以氣血雙補，雖然它的力量沒有黃芪那麼強，但和阿膠在一起也能改變一下阿膠的黏滯特性。黏滯是一般補血藥都有的特性，比如當歸、生地黃、山茱萸等雖然都能補血，但都需要借補氣藥之功推動，一是使藥物得到更好的吸收，二是使血液流動、活動起來。所以，吃阿膠的正確方法要加黃酒，一般是把阿膠二十克左右放在碗裏，將二十至三十毫升的黃酒加在上面，然後放在鍋裏，像蒸雞蛋那樣蒸到阿膠湯化了再吃，這做法可借黃酒的溫熱力量，推動黏滯的阿膠。

還有一種貧血是因為月經失血過多或者分娩、手術而導致的血虛。這種情況也很少是單純的貧血，都是氣血雙虛。比如月經量過多，一來就是十天，之所以出現這樣的問題，是因為很多人本身就氣虛。氣起固攝作用，固攝作用不足，血就止不

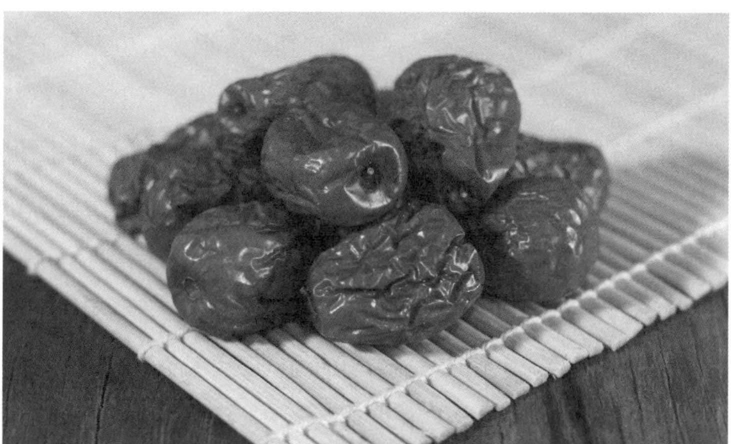

住，月經量多到最後顏色都很淡、質地很稀薄了，還是停不了，這個時候，你一定要氣血兼顧。補血是改善血虛的狀態，而補氣是避免再失血。

曾經有個中醫被派到農村，他在那兒遇到了一個患崩漏的女孩子，用西醫的話說就是「功能性子宮出血」。女孩因為月經出血不止，情況很緊急，但是要送到醫院需要爬過一座山，而且當地連艾條都沒有。這個中醫只好用一根點着的香煙代替艾條，對着女孩腳上的隱白穴灸，居然讓血止住了，女孩的命也保住了。隱白穴在大腳趾內側，距腳趾甲十分之一寸的位置，是足太陰脾經的「井穴」（脾經從這裏發源的意思）。灸隱白就能緊急地振奮脾氣，通過補氣而止血，由此我們也可以看出氣與血的緊密關係。

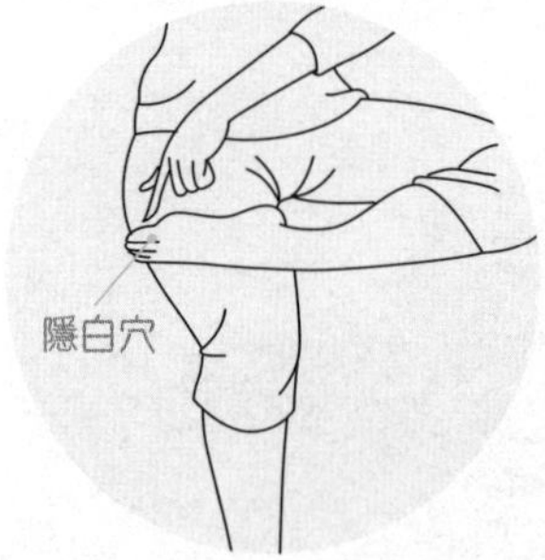

分娩或者婦科手術也是造成女人血虛的原因，這個時候，女人也往往氣血雙虛。很多人生完孩子之後能明顯地感到氣接不上，需要刻意深吸一口氣才舒服，而且說話也有氣無力的，這都和分娩過程中的體力消耗有很大關係，其實就是脾氣被耗損了。分娩時也會出血，但只要正常分娩，那種出血量是不至於導致貧血的，分娩後總會有血虛問題出現，是因為無論是分娩還是動手術，都會不同程度地干擾和打擊中醫說的脾氣。

所以，分娩之後如果要補，比較安全的就是用西洋參，它的補氣力量比黃芪還要平和。如果血虛症狀明顯，可以在西洋參之外再加點當歸，這就是不上火的「當歸補血湯」了。

當歸補血湯

材料	・西洋參、當歸各 10 克
做法	・當歸煎湯後濾出藥液，再用熱的藥液像泡茶一樣沖泡西洋參，待西洋參泡軟後即可飲用。
注意事項	・西洋參價格比較貴，可以將泡過一天的西洋參反復咀嚼後才扔掉。

藥材小解說

生地黃	為玄參科植物地黃的根，味甘、苦，性微寒，歸心、肝、腎經，有清熱涼血、養陰、生津等功效。
山茱萸	為山茱萸科植物山茱萸除去果核的果肉，味酸，性微溫，歸肝、腎經，有補益肝腎、收斂固澀等功效。
西洋參	為五加科植物西洋參的根，味甘、微苦，性涼，歸心、肺、腎經，有補氣養陰、清熱生津等功效。

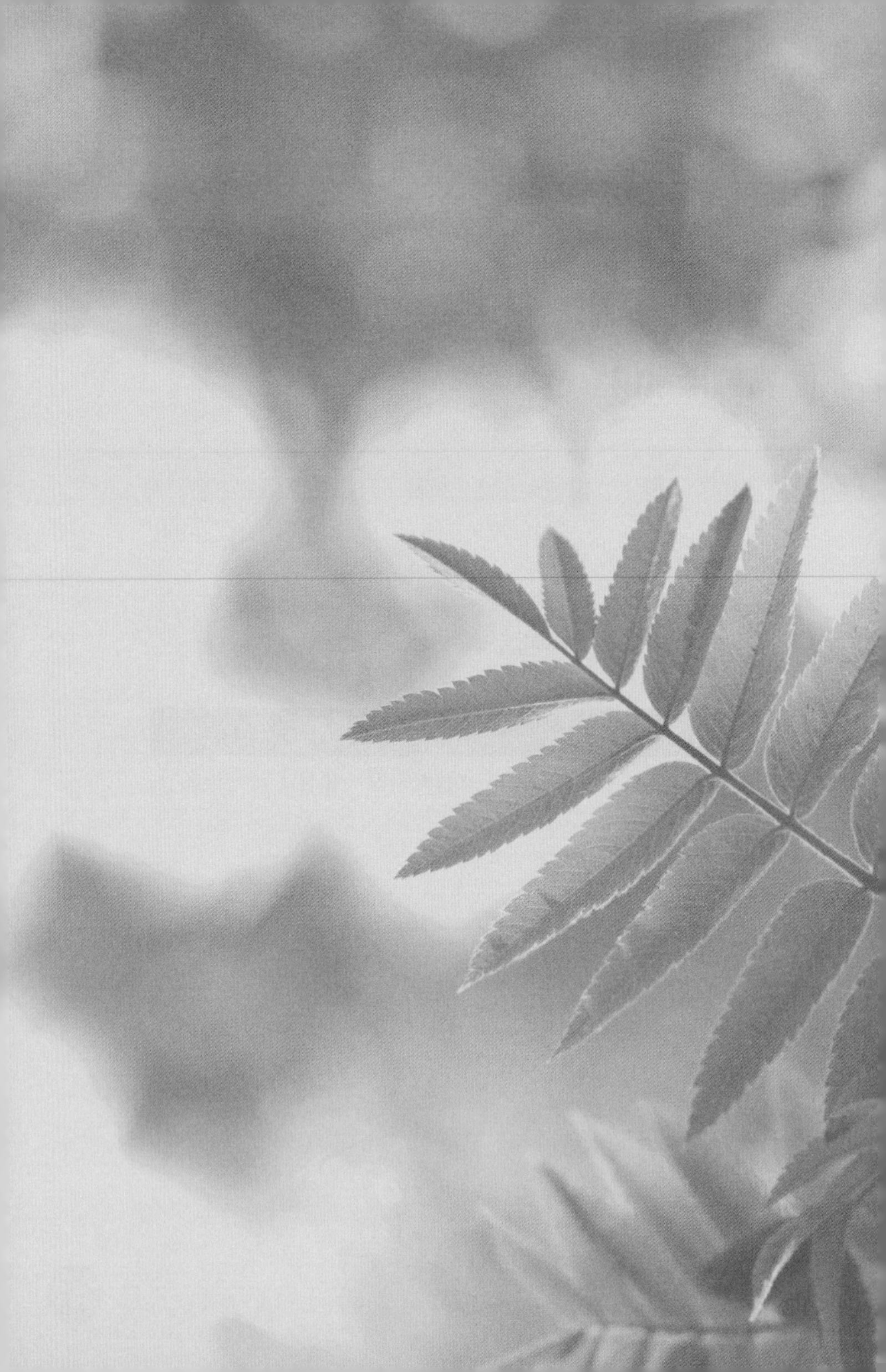

注重婦科保養，一生健康又青春

婦科保養很重要，如果你不注重保養的話，輕則會引起婦科炎症、早衰，重則會誘發婦科腫瘤，甚至是癌症。早警惕、早預防，就能及時將健康隱患排除。

當女人異常出血時……

小心異常出血的信號

女性只要不是因為來月經而出現陰道出血，就是異常出血。正常的月經，應該是三十天左右來一次，前後可以相差十天，經期應該是三至七天。有些人月經來三四天，歇一兩天又來一兩天，這種情況下，如果月經能在七天內「乾淨」，也還算正常。

一般來說，異常出血分為兩類，一種跟月經有關，比如每次月經來十至二十天，停一個星期又來十至二十天，是有規律性的；另一類出血跟月經沒甚麼關係，想甚麼時候出血就甚麼時候出血，這可能是問題更嚴重的一種。

跟月經周期性有關的出血，如果發生在年輕的、二十歲左右的女性身上，月經來之前滴答幾天，來得痛快之後又滴答幾天，這樣的情形基本上屬於正常；如果是十六、七歲的小女孩，來了月經後總是「不乾淨」，可能停兩三天後又來了，也不用太擔心。愈是年輕，愈可能和她內在的調節還不成熟有關，她們的異常出血一般以生理性居多，很少是病理性的。

但成年人的異常出血，則大部分都是病理性的。兩次月經之間有一、兩天的出血，量不是很多，而且並不是每個月都有，偶爾一次，應該是「排卵期出血」。

如果你每個月都有兩次月經中間的出血，有問題的可能性達到九成，而且通常是息肉引起的。因為子宮內膜息肉待在子宮裏，會讓子宮內膜顯得沒那麼均勻，宮腔裏的狀況也不那麼「太平」。排卵期時身體裏的激素會有一些改變，正常情況下，子宮內膜是受得了這種改變的，然而，子宮內膜裏長息肉就等於這裏有個薄弱環節，就會在激素的衝擊下出血，所以異常出血也可能因為子宮息肉引起。

息肉一般都是生理性的，但常出血的話，肯定還是會出問題，因為出血就等於有一個創傷在子宮裏面，容易引起發炎。如果你想懷孕，在排卵期的時候出血、有炎症，一定會影響受孕；如果懷了孕，子宮腔裏邊的內膜有薄弱環節存在，這對胎兒的發育、妊娠期的穩定都是不利的。

除了子宮息肉引起的異常出血外，還有一種異常出血是在接觸之後發生的（例如在性生活以及大便、便秘以後），同時伴隨着陰道分泌物增多、平時白帶多的症狀，這其實是最讓人

健康小知識

女人來月經其實也是身體中功能互相調整的體現。下丘腦把「月經」這個命令送到腦下垂體，當腦下垂體把命令發布到血液裏，再順着血液來到卵巢，就把卵巢功能調動起來，卵巢開始分泌雌激素和孕激素。接着，雌激素、孕激素又來到子宮內膜，這就相當於給這片「土地」施肥。施肥之後，一個月過去，如果沒播上種（沒懷孕），它就要更新一次，而子宮內膜就會按月剝脫，人也就會按月來月經。

憂慮的出血。遇到這些情況，我們得特別小心，最好去醫院檢查一下，看看有沒有宮頸異常等問題。

接觸後或者大便之後的出血，肯定不是周期性的，可能每次都有刺激誘發。這種情況下的出血有可能是宮頸糜爛，最壞的可能就是子宮頸癌。

做婦科檢查時，醫生會拿一個小刷子，刷一下宮頸的上皮，然後放到細胞採集器裏，送給檢驗的病理科醫生或研究人員，看看這種刷下來的細胞有沒有異常的表現。「壞分子」細胞在顯微鏡底下很容易就露出馬腳。

患子宮頸癌機率隨年齡增長

如果是子宮頸癌引起的大出血，有時候是很危急的，因為只有癌細胞已經侵襲到了血管才會引起大出血。有性生活的女性，每年都應該做婦科檢查和宮頸細胞學檢查（抹片檢查）。

健康小知識

如前所述，「宮頸糜爛」並不如它的名稱嚇人，實際上只是一種正常的慢性子宮頸炎，患者的宮頸看上去好像糜爛了一樣，因而得名。值得留意的是，並不是說宮頸看起來光滑，這一處就一定不存在壞細胞，也不是說宮頸重度糜爛就意味着這一定是子宮頸癌，因此有懷疑必須到醫院檢查。

這種細胞學的檢查很簡單，又能把早期癌前病變的細胞篩出來，把癌症扼殺在萌芽狀態。如果檢查結果連續三年都是陰性的，那你可以間斷一年之後再檢查。

有人會問：「我有使用避孕套，是不是罹患子宮頸癌的概率就比較小？」或者說：「我現在都六十歲了，停經了，又沒有性生活，我還有患子宮頸癌的可能嗎？」

只要以往有過性生活，子宮頸癌就有可能發生，因為子宮頸癌是一個跟感染相關的疾病。例如人類乳頭瘤病毒（Human Papilloma Virus，簡稱 HPV），這是一種有很多亞型的病毒，有一些亞型容易導致子宮頸癌，有一些就不容易，如果一個女性在三十歲的時候有過一次感染，即便她三十歲以後很少有性生活，或者一直在用安全套，那也有可能得子宮頸癌，因為病毒如果持續存在，它也有可能引起一系列後續變化。所以，子宮頸癌的發生概率，是隨着年齡的增長而增加的。當然，在六、七十歲以後，它發生的概率就會下降，這是因為性活動的減少。

子宮內膜癌的先兆一開始也是沒有規律的出血，但是它的異常出血和外力的刺激沒有關係，而是和年齡有一定的關係。

年紀愈大，患內膜癌的風險愈高，尤其是在四十歲以後。但是現在，內膜癌也出現年輕化的趨勢。很多有沒規律出血問題的三十多歲的女性，因為一直不懷孕而去醫院看病，做了「診斷性刮宮」之後，刮出來的組織拿去做病理檢測，才發現患了子宮內膜癌。而這，也是這些女性一直不懷孕的原因。

我見過一位女性病人，四十多歲，月經一直很規律，突然有一個月，月經連續不停地來。周圍的人就安慰她說：「這是更年期的正常表現，沒事的。」

很多人遇到這種情況都可能這麼想，覺得忍耐一陣子就會好。這位病人卻覺得，這一個月出血怎麼看也不正常，就趕快去醫院檢查，結果發現真的是內膜癌，幸好是早期，剛有症狀就被她發現了。很快，她接受了手術，術後都不用做化療，病情就得到控制了。

有一類患者很讓人遺憾，沒規律出血可能持續了幾個月的時間，自己不以為然，可能亂吃一些調經、止血的藥了事，也不去醫院做檢查。結果到醫院來看時已經很晚了，做手術都是勉強為之，接着又做化療，撐過一兩年，有的甚至撐幾個月就去世了。

宮外孕：女人體內的「計時炸彈」

懷孕的時候，如果出現先兆流產（指發生於妊娠二十周內的陰道出血，意味着流產風險加大，但經治療後部分孕婦可繼續正常妊娠），就會出一些血。這種情況，很多女性都會以為是來月經了，結果只來了一點，而且持續了很多天都「不乾淨」，去醫院一檢查，結果發現竟然懷孕了。而更嚴重的後果可能是宮外孕，這就非常危險了。

我曾經見過一個案例，一名女性出血出了十二天，有一天晚上突然一側腹痛，痛着痛着就休克過去。家人立刻把她送到醫院來，她的肚子鼓鼓的，一做超聲波，發現肚子裏都是液體，再檢尿，結果顯示懷孕了，宮內卻沒有發現胚胎，為甚麼？就是宮外孕了。

四十多歲的女性很可能對避孕放鬆了警惕，到來月經的時候只出一點血，自己就想：「喲，是不是更年期啊？」決定自己觀察狀況，結果沒有及時防止問題出現。

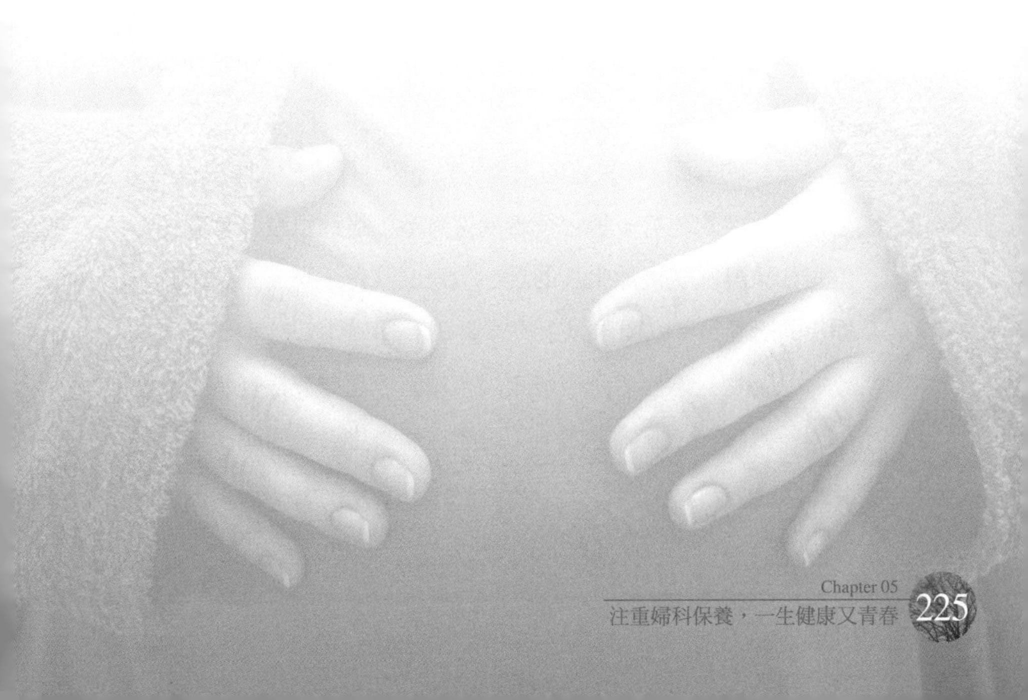

早警惕、早預防，別讓腫瘤作惡！

卵巢囊腫大於六厘米？趕快切除！

有些女性在二、三十歲的育齡期，檢查身體時發現卵巢上有囊腫，而且可能是這樣的情況：七月份做超聲波發現左邊有一個囊腫，到十月份再做發現右面又有一個囊腫，但是之前左面的那個囊腫沒有了，再過兩個月，左面的囊腫又出來了，左右交替着出現。

很多人都在擔心這是不是身體出了甚麼問題，其實這種情況根本不必煩惱，反而是一件很值得高興的事情。為甚麼這麼說呢？卵巢作為生殖系統中的內分泌器官，它每個月都會排卵，排卵的過程跟卵泡的發育有關。在卵泡成熟、發育前，卵子得先發育起來，而它發育時周圍必須有一個囊腔，所以，六厘米以下的囊腫能夠在一、兩個月內消失的，肯定是生理性的。

因此，體內有囊腫也就意味着你在排卵，而且卵巢功能還不錯！

這樣的囊腫，如果它的大小一直不變，保持在六厘米以內，也沒有惡性的趨勢，那它待着就待着吧，這倒也沒甚麼問題。但是如果囊腫緩慢地生長的話，還是應該做手術。一般來說，卵巢的囊腫長到六厘米以上才需要做手術。

為甚麼是六厘米？一般來說，做彩色超聲波檢查時，囊腫的誤差應該在一厘米之內，不可能這個醫生看是四厘米，那個醫生看是七厘米。當然，醫生在做彩色超聲波的時候，不光是看卵巢的大小，還要看卵巢壁的薄厚、看它有沒有流血，以及它的內部情況。卵巢裏的腫物如果持續存在，又是六厘米以上，病理性的可能就更大了。

如果我們任由囊腫長在那兒的話，還有可能影響卵巢的內在環境，因為卵巢本來也不大，只有四厘米左右，而且輸卵管就「趴」在卵巢上面，如果長一個這麼大的囊腫，空間就會被佔，輸卵管被擠得改變位置，功能受到影響，也會影響懷孕。另外，如果懷孕以後，囊腫不斷長大，孕婦也會感覺難受，所以最好還是在懷孕前把卵巢清理乾淨。而且如果囊腫長着長着，一天突然破了，或者突然一天性質改變，引發急性腹痛，問題就大了。

子宮肌瘤雖不要命，但切勿輕視！

外國一個調查發現，處於生育年齡的女性，一半都患有子宮肌瘤。為甚麼概率會這麼高呢？其中的一個原因就是，現在的檢查水平逐漸提高，使我們很早就能知道自己是否得了這種疾病。

那子宮肌瘤到底是一種怎麼樣的疾病呢？在子宮的平滑肌上有一個良性的腫瘤生長，就叫作子宮肌瘤，總括而言，子宮肌瘤以良性為多，而且是女性良性腫瘤中最常見的。

子宮肌瘤最重要的症狀是異常的子宮出血，以及子宮增大後對周圍組織的壓迫，包括膀胱，引發的症狀包括尿頻，總感覺要去上洗手間，或者有尿不乾淨的感覺，嚴重的會壓迫輸尿管，形成腎積水或者無尿。我曾經遇到一個白領女性，她直到尿不出尿了才去醫院就診，結果發現一個巨大的宮頸肌瘤把兩側的輸尿管全部壓迫了，導致無尿狀態。

還有一個症狀就是不孕，對一些不孕的女性來講，子宮肌瘤也是一個很重要的問題，其中異常出血就是這種病的一個信號。

子宮肌瘤的異常出血多數表現為月經量多，這是最主要的症狀。原來月經量一直很正常，突然量增多了，那就要注意是不是患了子宮肌瘤。

還有一種情況是月經不規律，經前經後淋漓出血，還有一些肌瘤會表現為經血流出不暢，同時伴有痛經。所以，只要出現異常的子宮出血，就一定要去就診，因為它還和其他很多疾病混淆，一些惡性的疾病也有這些症狀，一定要讓專科的醫生診斷，才能確定自己得的是否良性的子宮肌瘤。

很多人沒有性生活的經歷，但是已經有子宮肌瘤。這牽涉到一個大家很關心的問題——哪些人是子宮肌瘤的高發人群？

從流行病學調查結果來看，子宮肌瘤的發生可能有種族的因素、家族的因素、激素水平的因素，還會跟在子宮上受體分佈的不同有關，但所有的因素加起來都沒有一個肯定的因素。

健康小知識

之前民間有流傳說，子宮肌瘤的發生和乳腺增生有關。這是有道理的，因為乳腺疾病、子宮上的疾病（包括子宮內膜癌、子宮肌瘤），還有卵巢的一些惡性腫瘤，都與雌激素水平密切相關，所以，如果一個女性體內激素水平比較旺盛的話，可能意味着她屬於這些疾病的高發人群。

當然，也有遺傳的關係，但是在婦產科的腫瘤方面，只有卵巢癌的遺傳因素最能肯定。有家族卵巢癌病例的人，可以接受預防性的卵巢切除手術，一般可以在三十多歲時進行，如出現腫瘤標誌物增多，或者有一些特有的遺傳基因的情況下，完成了生育就可以做預防性的卵巢切除。但是沒有人為了子宮肌瘤要預先切除子宮，因為它本身也不是要命的事，沒有必要做這麼大的「犧牲」。

子宮肌瘤必須切除？

現在子宮肌瘤的檢出率高了，肌瘤在很小的時候就能夠被發現，很多人不知道該不該切除，對此，臨牀上有一個非常明確的標準：首先這個肌瘤要引發了一些症狀才能切除，如果它沒有引起出血，沒有因為壓迫而讓你覺得腹部有重墜感，也沒有成為不孕的因素，就可以繼續觀察，不做手術。

子宮肌瘤發展到甚麼時候才需要切除呢？有兩個標準：整體子宮超過妊娠的十周大小、單發的肌瘤超過五厘米。

有人可能覺得自己不會再生孩子了，把子宮切除也沒關係，但前面也說過，事實上子宮還是有一部分內分泌功能的，而且它最重要的作用是維持盆底的解剖結構，尤其對盆底的支持非常重要。子宮之所以能夠立在盆腔中間，是因為它有很多韌帶連接，這些韌帶能對盆底起到支持的作用，切斷了之後，整個盆底的支持力量就會塌陷，老了以後就會激發更多的盆底缺損疾病，例如膀胱膨出、直腸膨出、尿失禁等。

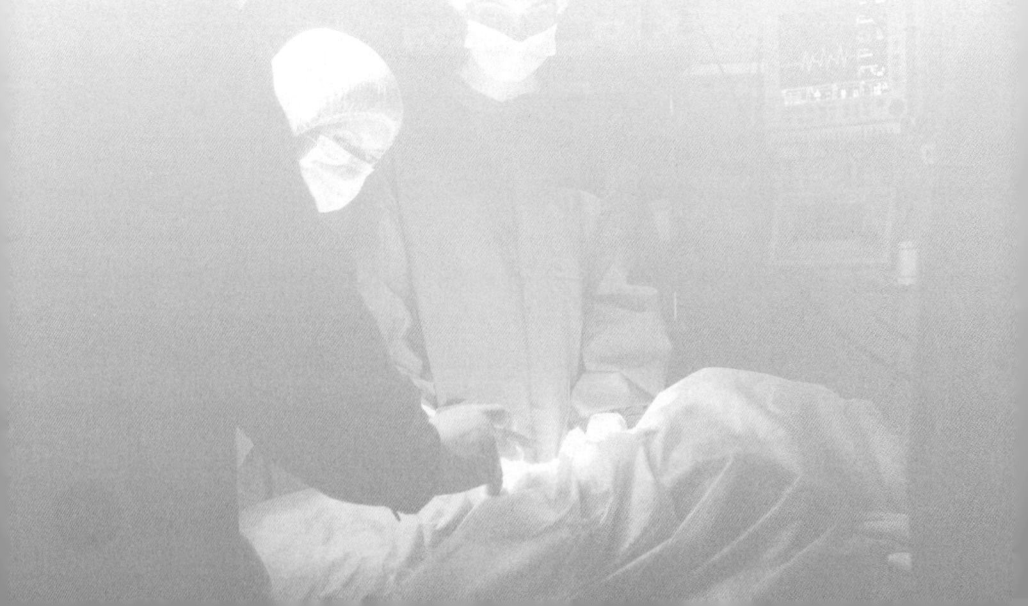

那子宮肌瘤能否採取保守治療？如果子宮肌瘤發生在更年期前後，有時候可以忍一忍，忍到停經以後就會有所好轉，因為雌激素是子宮肌瘤的養料，等更年期到了，雌激素少了，肌瘤就可能被餓死，不治而癒。但是不是這個疾病忍到停經以後就能痊癒呢？並非如此。從臨牀經驗上來看，小於三厘米的肌壁間的肌瘤，在停經以後，九成以上會萎縮，但是黏膜、漿膜下的肌瘤卻不會。如果你發現有壓迫症狀、出血症狀，還是要盡可能去除，這些問題通過微創都可以很容易解決。

最重要的是，肌瘤在絕經以後一旦生長，它的惡變風險很高。有一個病人，五十七歲了，她從五十四歲的時候開始出問題，有人叫她忍，她居然忍了三年，後來去醫院檢查，發現了多發的肌瘤，通過一個手術就解決了。但是如果她還像之前那樣一直忍下去，肌瘤可能還會發展成子宮內膜癌，所以，更年期以後出現的肌瘤，一旦發生，更要注意它的惡變。

孕期發現子宮肌瘤，怎麼辦？

子宮肌瘤是一個導致女性不孕的因素，如果發現自己不孕，就要到醫院檢查到底是不是因為這個因素引起，如果是子宮黏膜下肌瘤造成的不孕，大概半小時的宮腔鏡手術就足以解決；如果是因為一個大的漿膜下肌瘤的壓迫而導致的不孕，可以用腹腔鏡。

還沒有生孩子的女性，肌瘤會不會影響生育呢？這一定要讓醫生去判斷。患的是黏膜下肌瘤的話，可以做宮腔鏡手術，這可以說是近代婦科手術史上最完美的術式之一。漿膜下的肌瘤變大以後會有壓迫症狀，會讓子宮變形，可以通過腹腔鏡的方式來處理，這也是微創手術。如果是子宮壁間內的肌瘤，還可以通過子宮動脈栓塞的方式，讓它因血少了而「餓死」。

有一些肌瘤具有豐富的孕激素受體，會在孕期造成很大的麻煩。懷孕的早期，它生長得比孩子還快，肯定會造成子宮腔的形狀不規則，造成子宮不均勻地收縮，最終導致流產。所以，這樣的肌瘤一定要切除。

還有一種情況，在妊娠期間發現了肌瘤，但不是很大，兩、三厘米左右，這種情況，我們可以暫時不用管它，而且也不主張在剖腹產子的同時切除它，因為這個時候出血會很多，還是儘量讓病人自然分娩，除去了妊娠的雌激素、孕激素影響後，再看肌瘤的正常大小，如果夠標準再切除，如果不夠標準，那就暫時觀察。

子宮頸癌——中國第一女性殺手

子宮頸癌是中國第一女性殺手，而且現在已經能明確肯定它跟 HPV 感染相關。這種病毒的感染率非常高，女性一輩子可能有七至八成的概率受感染，但這並不代表腫瘤的發生率。只有那些既感染了 HPV，同時免疫力又很低的人，腫瘤才會變成癌前病變或者子宮頸癌。而子宮頸癌高發的人群主要集中在第三世界國家。

子宮頸癌的感染和個人的生活習慣有一定的關係。經常得陰道炎症、宮頸炎症的人，患子宮頸癌的可能性就比較大，因為一定是有破口、損傷，病毒才會侵襲到宮頸上層。我們人體本身有一套免疫系統，比如陰道的鱗狀上皮會分泌各種細胞分子保護女性；陰道裏面還有一些很好的小細菌——乳杆菌，這種乳桿菌大量存在於女性的陰道當中，形成一層菌膜，這層菌膜加上這些小的細胞因子，能給女性陰道很好的保護。可是有一些很愛乾淨的女性，天天沖洗陰道，把細胞因子沖走了，連好的細菌也一併沖走，這個時候陰道就處於無保護狀態，甚麼東西都能進去。女性成年以後有性生活，每次的性生活本身就會創造一些看不見的小破裂口，這個時候細菌、病毒都會長驅直入侵犯人體。所以，要保持陰道乾淨，但千萬不要矯枉過正。

子宮內膜癌——西方第一女性殺手

在西方國家，子宮內膜癌應該是女性的第一殺手。近年來中國的發病率也有所上升，這與高血壓、肥胖、糖尿病有關，而那些年齡偏大、工作繁忙、餐飲應酬多的女性的發病率也非常高。

子宮肌瘤跟月經紊亂也有關係，在四十歲以上的患者中，超過百分之九十五的發病都與此因素相關。常年無排卵月經，就會造成子宮內膜過度增生，發生癌變的機會會增高。停經、月經沒有規律、沒有痛經，這些都是無排卵月經的表現。

子宮內膜癌有甚麼症狀？最主要的是出現異常陰道出血。子宮頸癌也會有異常出血的症狀，但它是接觸性出血（性行為或者大便用力以後的出血）；而子宮內膜癌的症狀是淋漓出血，甚麼原因都沒有，血量也並不多，但滴滴答答總是不斷。實際上，這是因為腫瘤生長過程中的一些壞死組織、因生長過快而脫落的東西滲出來了。

另外，還要注意異常的排液。除了出血以外，還有一些異常的液體從陰道排出的話，也要到醫院好好檢查一下，可能是腫瘤，也可能是炎症。

卵巢癌——最會「躲貓貓」的婦女殺手

卵巢癌，它的發病非常隱匿，兩個小小的卵巢在腹部的深處，摸不着、看不到，雖然也有早期的症狀，但不是婦產科方面的症狀，而是消化道症狀，比如腹脹、消化不良、食慾不振，有的人甚至感覺噁心，這些症狀，八成的患者都有，但很少有人因為這些消化道症狀去看婦產科。老年女性特別要注意，出現這些症狀時，要趕快到婦科檢查，做超聲波、盆腔檢查，也驗查一下 CA125 值，CA125 檢測能夠把七至八成的卵巢上皮漿液性腫瘤檢查出來。

年齡和遺傳都是卵巢癌病變的重要因素。一般來說，癌症、惡性腫瘤基本上都是老年病。另外，由於卵巢癌、乳腺癌、大腸癌等疾病的起因都非常相近，如家族史中有這些疾病，一定要重視，起碼一年要做一次身體檢查。

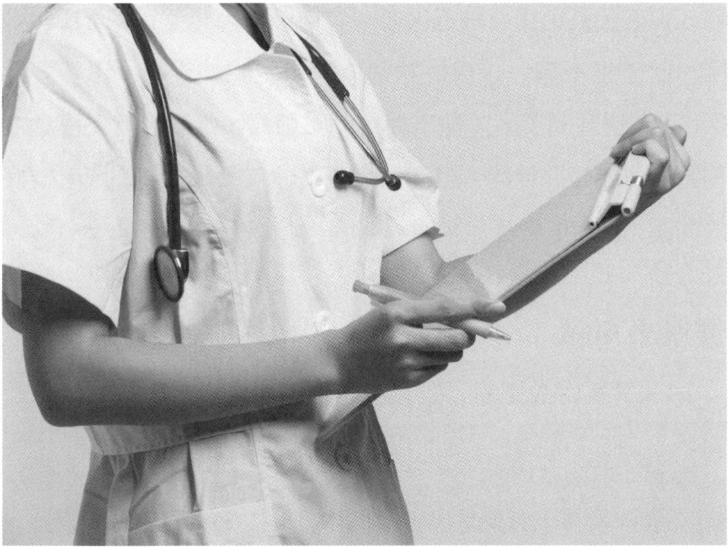

像這類有卵巢癌家族史的，或者家族裏面有三個或以上的直系親屬患有這類疾病，在外國，醫生會建議她們到四十歲以上就進行卵巢切除，把禍根拿掉；即使不切，這些人也要檢查得頻密一點，半年一次。但說實話，真要發病的話，三個月查一次都不行，因為它的細胞增殖周期特別短，癌細胞長得很快。

另外，月經方面，我們也會察覺到一些徵兆，比如一部分人會有月經紊亂、月經量增多的症狀。有一些特殊的卵巢惡性腫瘤，例如卵巢男性化腫瘤，病人會產生男性化特徵，好像長鬍鬚、喉結，聲音沙啞等，可能是因為這種卵巢腫瘤分泌出雄性激素。另外，還有一些分泌雌激素的，令一些老年人停經很多年之後突然變得細皮嫩肉，陰唇、外陰都非常豐滿，像年輕人似的，甚至伴有陰道出血。一個停經後的老人沒有任何原因，肚子也不痛，甚麼症狀都沒有，化驗檢查時，忽然發現 CA125 值升高了，並驗出伴有卵巢腫瘤，這時候就要注意這個腫瘤可能是惡性的。但如果這個女性年輕，有痛經或者結核的問題，就可能跟炎症相關。

健康小知識

需要注意的是，CA125 這個指標在患良性疾病時也會升高，例如患巧克力囊腫，就是子宮內膜異位症、子宮腺肌病的時候，CA125 值都會增高。有炎症的時候，這個值也會增高，患腹腔結核的時候，CA125 值可以升到上千。另外，個別的肌瘤也可以導致 CA125 值增高，只要是腹腔、胸腔有漿膜層損傷、炎症，它都會升高。所以，CA125 值並不是判別卵巢癌的特異性指標。

	特點／發病原因	症狀	檢驗方法
子宮頸癌	．中國第一女性殺手 ．跟 HPV 感染、個人生活習慣有關	．免疫力很低	．三階段檢查方法：細胞學篩查（HPV 檢測）→陰道鏡→取出異常部位的細胞做病理學檢查
子宮內膜癌	．西方國家第一女性殺手 ．因常年無排卵月經、多囊卵巢綜合症誘發	．異常陰道出血，淋漓出血，沒原因，血量也不多，但持續不斷 ．有異常的排液	．取出異常部位的細胞做抹片檢查，或做診斷性刮宮
卵巢癌	．發病非常隱蔽 ．目前還沒有像子宮頸癌、子宮內膜癌這樣早期發現的方法	．部分人會出現男性化特徵，比如長鬍鬚、喉結、聲音沙啞等 ．老年人停經後突然變得細皮嫩肉，陰唇、外陰都非常豐滿，甚至伴有陰道出血 ．CA125 值忽然升高	．做超聲波、盆腔檢查、CA125 檢測 ．CA125 檢測能夠把 70－80% 的卵巢上皮漿液性腫瘤檢查出來

皇冠

香港皇冠叢書第一二八四種
養脾——女人不衰老的秘密
作　者—佟彤
發 行 人—平雲
總 經 理—麥成輝
出版總監—陳仲明
出版經理—陳翠賢
責任編輯—葉穎君
美術設計—RiTa Chan(BlackTa)、胡凱鍵
出版發行—皇冠出版社（香港）有限公司
香港上環文咸東街五十號寶恒商業中心二十三樓二三〇一至〇三室
電話⊙二五二九一七七八
傳真⊙二五二七〇九〇四
印 刷 所—美雅印刷製本有限公司
九龍觀塘榮業街六號海濱工業大廈四樓A室
香港初版一刷—二〇一四年二月
香港初版十一刷—二〇一六年六月
原書名：《脾虛的女人老得快》
本著作物香港、澳門地區繁體中文版，由中南博集天卷文化傳媒有限公司授權出版。

國際書碼⊙ISBN: 978-988-216-322-5

本書旨在普及中醫學知識，讓讀者了解中醫學說的基本理論，並載有各種美容養生資料以供讀者參考。基於每個人均有不同的生活環境、健康及其他因素，若對書中的美容養生方式有懷疑，應先向認可中醫師徵詢專業意見。